がんは、
万が一じゃなく2分の1

がんに負けない生活設計の教科書

レジデンシャル投資のすすめ

山越尚昭 Life & Style株式会社
代表取締役

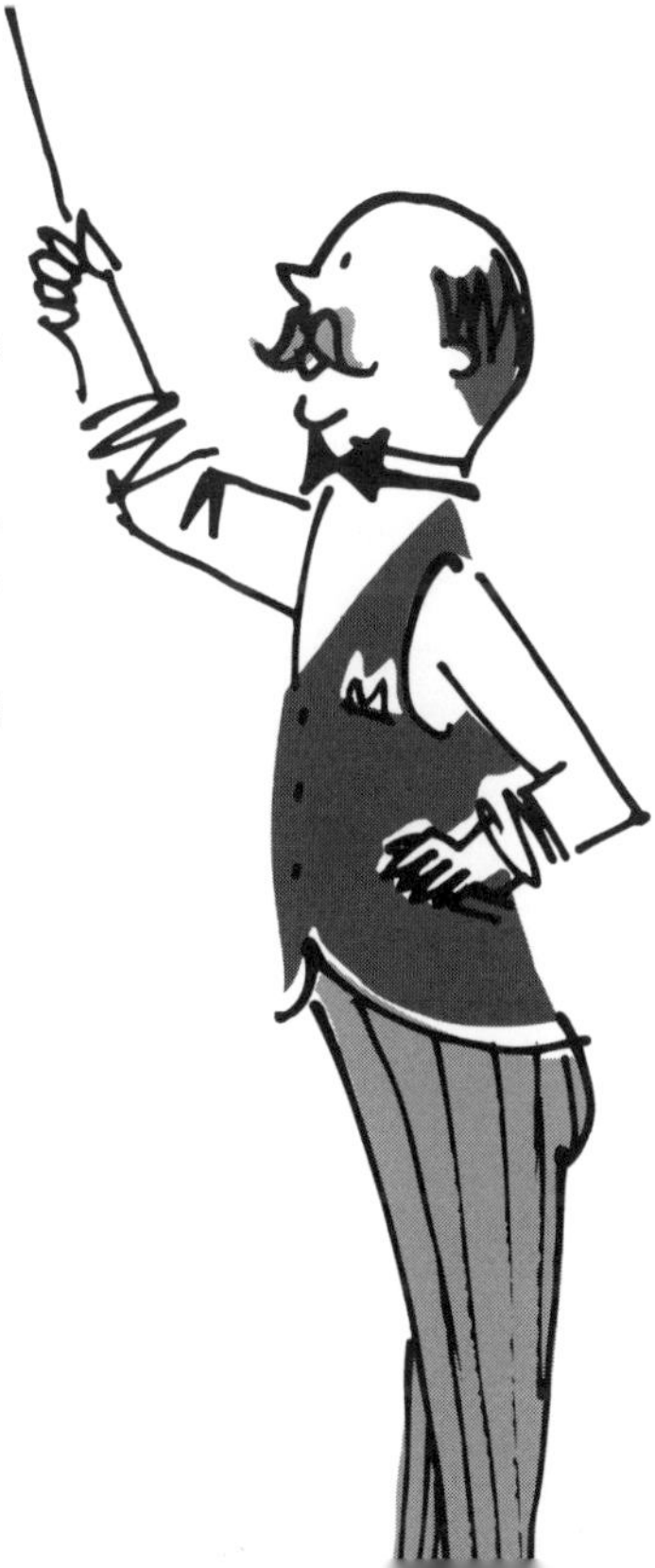

Subarusya

はじめに

～現代の「命定《いのちさだ》め」にしっかり備える～

むかし医療技術が未発達だった時代には、さまざまな病気が**死期の到来を告げる「命定め」の難病**として恐れられたといいます。麻疹（はしか）、天然痘、コレラ、ペスト、脚気《かっけ》……人はさまざまな理由で亡くなっていました。

一方、現代の私たちの生活からは、医療が発達するにつれてこれらの恐ろしい病気の多くが実質的に消えていき、とても幸運な時代になりました。

ところが、大昔から現在に至るまで、いまだに私たち人間の命を奪い続けている病気があります。

早期に発見できれば、多くのケースで治るようになってきてはいるものの、一定以上に病状が進行すれば打つ手がなくなる病気――そう、**「がん」**です。

がんは、私たちの体の細胞が異常を起こし、増殖のコントロールができなくなってしまう病気です。

健康な細胞が増殖する際、ごくわずかな確率ですが遺伝子のコピーミスが起こる可能性があり、それによってがん細胞は生まれます。つまり**原理的に、がん細胞の発生を完全に防ぐことはできません**。一説によれば、私たちの体内では毎日、4000～5000個ものがん細胞が新たに発生しているとされます。

しかし、「毎日4000～5000個」という数字をむやみに恐れなくても大丈夫です。それらの新しく生まれたがん細胞は、ほとんどがすぐに白血球などの免疫細胞に退治されるからです。また、うまく増殖できずに、勝手に死んでいくがん細胞も多いとのこと……。

ところがごく稀に、免疫細胞の攻撃をすり抜け、うまく増殖してしまうがん細胞が現われます。これもごくわずかな確率ですが、予防することができない現象です。そしてそれらのがん細胞が、何年もかけてどんどん増殖し一定以上の大きさになると、「がん」という病気として認識されるようになります。

こうして生まれたがんは、もともとが自分自身の細胞ですから、ある程度以上に成長してしまうと免疫機能の攻撃対象にはなりにくくなります。また、健康な細胞との見分けもつきづらいため、一般的には薬物治療の効果も出にくいとされます。**がんは、非常に治りにくい病気**なのです（ただし、血液性のがんなど、薬物治療が顕著な効果を持つ場合もあります。また、がん細胞だけを見分ける最新の薬物なども開発されています）。

それでも近年の医療技術の発達はいちじるしく、がんになっても、かなりの割合で治療ができるようになっています。しかしがん細胞が大きく成長して、体内で血流に乗って別の臓器へと転移するようにまでなると（いわゆる「ステージ4」にまでなると）、現代の医療でも完治させることは難しく、病気との共存や、残された寿命をより有意義に生きる方向へと、治療方針が切り変えられていきます。がんとは、そういう難しい病気でもあります。

皮肉なことに、がんはその他のさまざまな難病や感染症に次々に治療法が開発されてきたことで、かえって「最後に残った『命定め』の病気」の地位を不動のものとしています。**ほかの病気で亡くなる人が少なくなったからこそ、がんを直接の死因として亡くなる人が多くなった**のです。

そうした状況に、さらに高齢化の進行や、がんの検査技術の発展も相まって、いまやがんは、私たちにとってもっとも身近で、かつもっとも恐れられる難病となっています。

がんは、万が一じゃなく2分の1。

近年、みなさんの身の回りでも、本書の表紙にも使用しているこのキャッチコピーを目にすることが増えてきたのではないでしょうか？

かつては、ほかの病気で亡くなる人が多かったために滅多にかかる人がいなかったがんが、現在では2人に1人が、生涯のうちに一度はかかる病気へと変わったことを端的に示したものです。

これは夫婦であればどちらかが、4人家族であればそのうちの2人が、一生のうちに一度はがんを発症する、といっているのと同じです。いかにがんが身近な病気か、このキャッチコピーからもよくわかるでしょう。

ところが、これだけがんが身近な病気になっているにもかかわらず、**私たちの多く**

は「がんの最大のリスク」に対して何も対策をとっていません。ほとんどの人は、特に何もしないまま、「がんにならなければいいな」と願っているだけです。

もちろん食事や生活習慣などの面で、健康維持に気を遣っている人は多くいます。しかしそれでも、がんになるときはなります。大事なのはそのあとです。**がんになってしまったあとのリスク**についてまでしっかり意識を向けている人は、現状ではほとんどいないのではないでしょうか？

なかには、いわゆる「がん保険」に加入することによって、がんにかかった際のリスクを軽減しようとしている人もいますが、まだまだ少数派。また率直にいって、いま市場で販売されている「がん保険」の多くは、お得な金融商品とはお世辞にもいえないため、一般の方にあまり人気がないのも無理がない話だと感じます。

これでは、がんに対してあまりにも無防備です。

本書では、がんにかかることでどんなリスクが生じるのか、特に経済的な面から詳しく解説するとともに、それらのリスクに対していまどれくらい対策ができているのか、また、逆にどれくらい対策が不足しているのかを指摘していきます。

そのうえで、**既存のがん保険などとはまったく別のアプローチで、より効果的に、かつ何倍もお得に「がんの本当のリスク」に備えられる画期的な方法**を提案していきます。

それがどんなものなのかは、ぜひ、本文で詳しく確認してみてください。

がんというもっとも身近で、かつもっとも恐ろしい難病に怯えることなく、「安心・安全な生活」を送るために、本書の内容を参考にしていただければ幸いです。

令和元年　9月吉日　山越尚昭

❏ 目次

第1章 がんは万が一じゃなく2分の1！ そのリスクを直視する

第2章 がんにまつわる「お金の話」本当の問題は意外なところに潜んでいる

第3章

レジデンシャル投資で「がん団信」に入るという新しい選択肢

第4章

一生がんにならなかったら？　そのときは「安心で豊かな老後」が待っています！

巻末付録

レジデンシャル投資とがん団信　Q&A

第1章

がんは万が一じゃなく2分の1！そのリスクを直視する

1 日本人の死因「不動のトップ」はがん

2位以下を引き離しての圧倒的首位

前提知識として、第1章では「〝病気としてのがん〟のリアルなリスク」がどれくらいなのかを概観していきましょう。まずは、実際にどれくらいの人ががんを直接の理由として亡くなっているのかを見ていきます。

左に示した図は、厚生労働省が毎年発表している日本人の死因についてのデータです（厚生労働省「2018年 人口動態統計 月報年計［概数］」2019）。この図中では、がんは「悪性新生物〈腫瘍〉」と書かれています。

この図を見ると、一目瞭然で、**がんを直接の死因として亡くなっている人の割合が圧倒的に多い**ことがわかるでしょう。

図1　日本人の死因

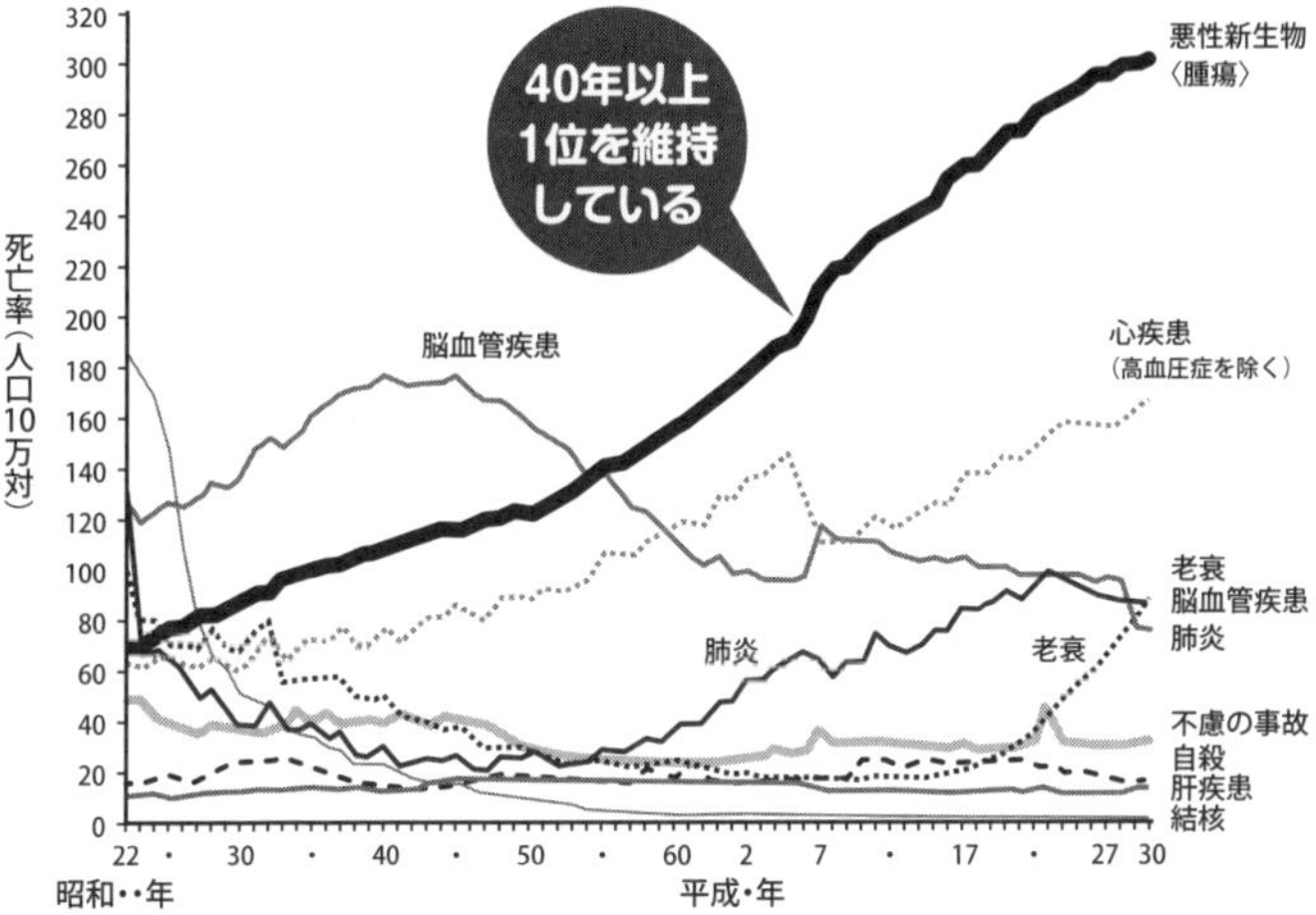

出典：厚生労働省「2018 年 人口動態統計 月報年計［概数］」2019.6 より作図

また**その割合が、優に半世紀以上、右肩上がりで上昇し続けている**ことも見てとれるはずです。

死因2位の「心疾患（高血圧症を除く）」や、3位の「老衰」を大きく引き離して、がんは「日本人の死因における不動のトップ」を40年以上も維持し続けています。その割合は、いまだに拡大中です。

これはつまり、**日本人なら誰もが、ほかならぬがんによってこの世を去る可能性がいちばん高い**、ということを示しています。

具体的には、男性で4人に1人、女性では7人に1人は、がんで亡くなる

図2　がんで死亡する確率

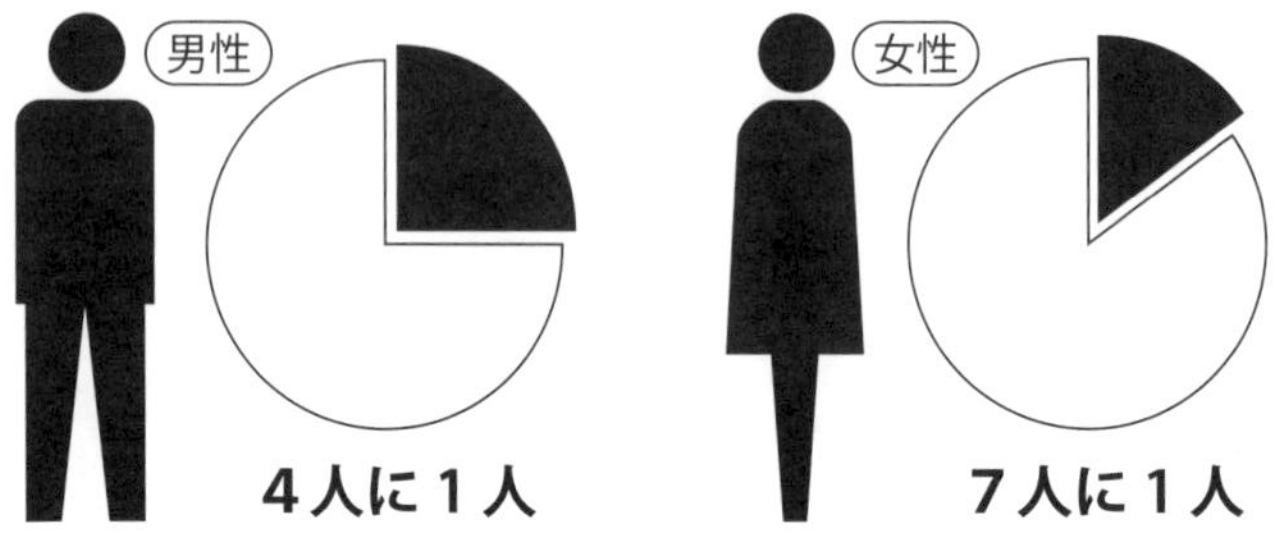

出典：国立がん研究センターがん情報サービス「がん登録・統計」より作図

図3　がんで死亡した人数（2017年）

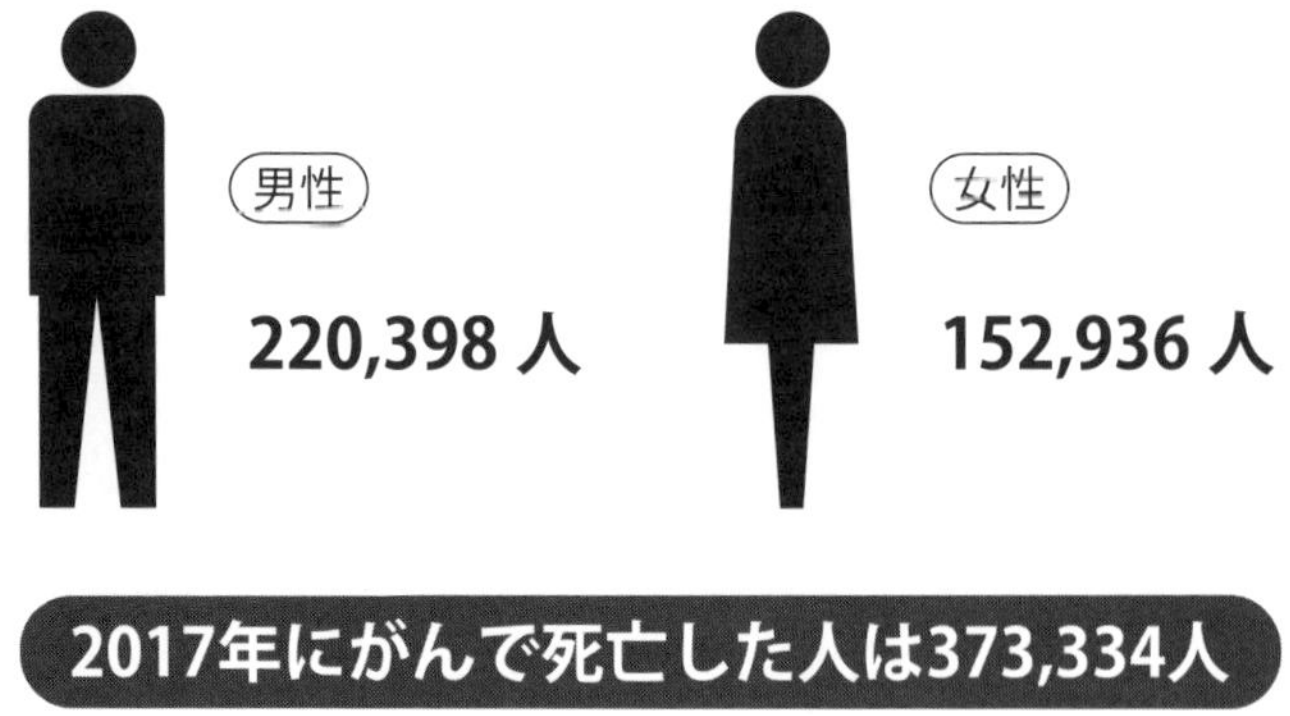

出典：国立がん研究センターがん情報サービス「がん登録・統計」より作図

ことになります（国立がん研究センター「がん統計2018年データ」2019）。

毎年、大都市ひとつが消えていく？

では、死因として一番多いがんは、絶対数では毎年どれくらいの人の命を奪っているのでしょうか？

こちらについては、国立がん研究センターの発表しているデータがあります。

本書執筆時点で入手できるなかでは最新の2017年のデータでは、男性22万398人、女性15万2936人ががんで亡くなっており、合計では37万3334人です（国立がん研究センター「最新がん統計」）。

いわゆる「大都市」を指す「政令指定都市」が、行政上の認定を受けるための人口要件が50万人とされていますから、死者約37万人というのは、毎年それなりの大きさの都市人口に匹敵する人が、がんで命を落としている現実を指しています。

私たちががんで亡くなるリスクは、決して小さなものではなく、またごく身近にあるリアルなものだ、ということが理解できるでしょう。

2 日本人の過半数が一生のうちに一度はがんになる

男性のほうがかかりやすい

「はじめに」でも述べたように、「がんは、万が一じゃなく2分の1」です。このキャッチコピーにもきちんと根拠があり、国立がん研究センターの「がん統計データ」によって示されている数値から来ています（左図参照）。

ちなみに同じ資料では、男女別でのがんにかかる確率も示されていて、それによれば**男性は62％が、女性は47％が、一生涯のうちに一度はがんと診断される**そうです。**一家の大黒柱であることの多い男性のほうが、がんにかかる確率は高い**のです。ちなみにこれは、がんのリスクを考えるうえでは意外に重要なポイントとなってきますので、覚えておいてください。

図4 一生のうちに一度でもがんと診断される確率

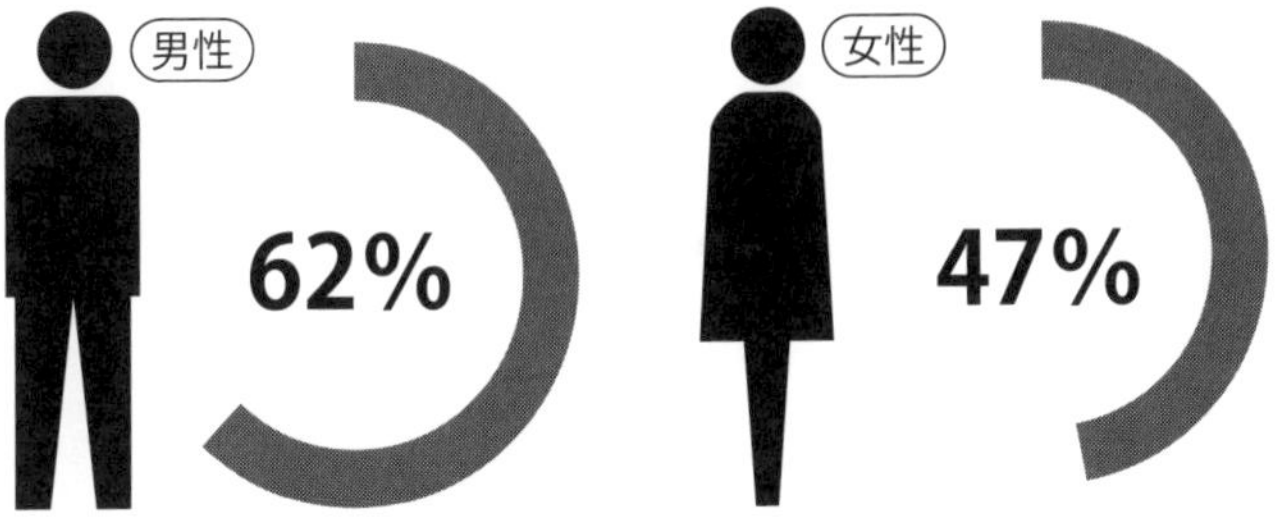

出典:国立がん研究センターがん情報サービス「がん登録・統計」より作図

歳を重ねれば重ねるほど確率は上がっていく

同じく「はじめに」で、がんは自分自身の細胞に異常が起こって、増殖がコントロールできなくなる病気だとも説明しました。

健全な細胞であれば、必要以上に増殖することはなく、またそれ以上は分裂できなくなる分裂回数の制限、いうなれば「細胞にとっての寿命」があるのですが、がん細胞に変化してしまうと、そうした制限がなくなり、どこまでも増殖し続けると考えられています。

結果として、ほかの健全な細胞や組織の働きを妨げ、最終的には自分自身の命まで脅かしてしまいます。

細胞の異常はいつでも起こる可能性があるため、がんは何歳でも発症する可能性があります。小児がんなどはその典型例です。

ただ、がん細胞が生じても、それを小さなうちに退治してくれる免疫機能が年をとると弱ってくることと、過去に生じたがん細胞が、自覚症状を生じたり検査などでわかるような大きさになったりするまでには、通常数年から数十年かかるとされることから、**年をとればとるほど、がんになる確率が上がる**という性質も持っています。

ご存知のように、過去数十年間にわたって日本人の平均寿命は右肩上がりで延びています。そのため、がんになってしまう人が増えているのは、ある意味で当然ともいえます。

「人生100年時代」といわれる昨今、高齢になればなるほど発症率が上がっていくがんは、私たちすべてが、ますますしっかりと対策しなければならない病気になっているのです。

3 がんのイメージは恐ろしいままだがいまでは半数以上が「完治」する

過剰な恐怖が蔓延している？

がんが、多くの人の命をいまも奪い続けている病気であることは、ここまでの解説で十分にわかっていただけたと思います。

実際に、一般の方ががんに対してどのようなイメージを抱いているかを内閣府が調査したデータもあり、それによれば**全体の7割以上の人が、がんに対して「怖い」「どちらかといえば怖い」といった感覚を抱いている**そうです。

恐怖を感じる理由としては、ずばり「死に至る場合があるから」が最多で、それ以降は順に、「治療や療養によって家族や知人に負担をかけるから」、「がんや治療によって痛みなどの症状が生じるから」、「治療費が高額になりかねないから」といった理由

図5　がんに対するイメージ

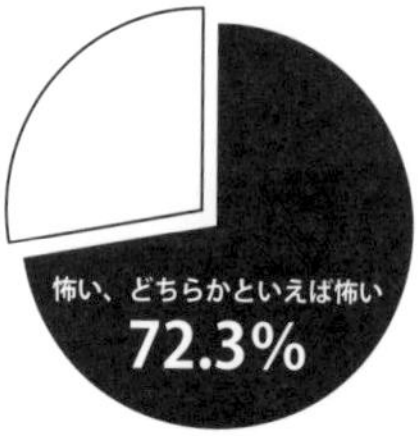

怖い、どちらかといえば怖い理由は？

※複数回答可

がんで死に至る場合があるから	72.1%
がんの治療や療養には、家族や親しい友人などに負担をかける場合があるから	55.2%
がんそのものや治療により、痛みなどの症状が出る場合があるから	50.0%
がんの治療費が高額な場合があるから	46.3%

出典：内閣府「がん対策に関する世論調査（平成28年11月調査）」2017.1より作図

が続きます（上図参照）。**多くの人が、がんをとにかく怖いものだと考えている**現状が浮かび上がります。

実態はイメージとは異なっている

ところが**医学的には、がんの多くは「治る病」になってきている**のをご存知でしょうか？

元来、非常に治りにくい病気であったがんですが、飽くなき研究と技術の発展によって、特に初期段階のがんに対しては、さまざまな治療法が開発されているのです。

また、がんは体内で発生する場所によって「種類」が異なり、振る舞いや性質も異なりますが、がんの種類によってはかなり高い確率で、効果の高い治療ができるようになってきています。あるいは「甲状腺がん」や男性の「前立腺がん」のように、進行の度合いによっては治療の必要性が少ないがんがあることもわかってきました。

データで確認しましょう。

がんとして診断された人が、治療によってどれくらい生存できるかを示した数値を「**5年相対生存率**」といいます。乳がんなど一部のがんでは5年生存では少し心もとないのですが、一般には症状のない状態で発がんから5年生存していた場合には、ひとまず「回復した」と判断されています。

がんを告知された人すべてについていえば、その**5年相対生存率は男性が59・1%、女性であれば66・0%となります。男女の合計では、62・1%**という数字になっています。

つまり、**たとえがんを告知されたとしても、いまでは6割以上の人が、治療を受けたりすることで生き残れる**のです（次ページ図参照）。

この事実を、どれくらいの人が認識しているかを調べたデータもあり、それによれば「がんの5年相対生存率が50%を超えている」ことを知っているのは、全体のわずか3割にすぎませんでした（29ページ図参照）。

がんは恐ろしい病気ではありますが、決して不治の病ではなく、がんになったらすべて

図６　がんの５年相対生存率（全がん）

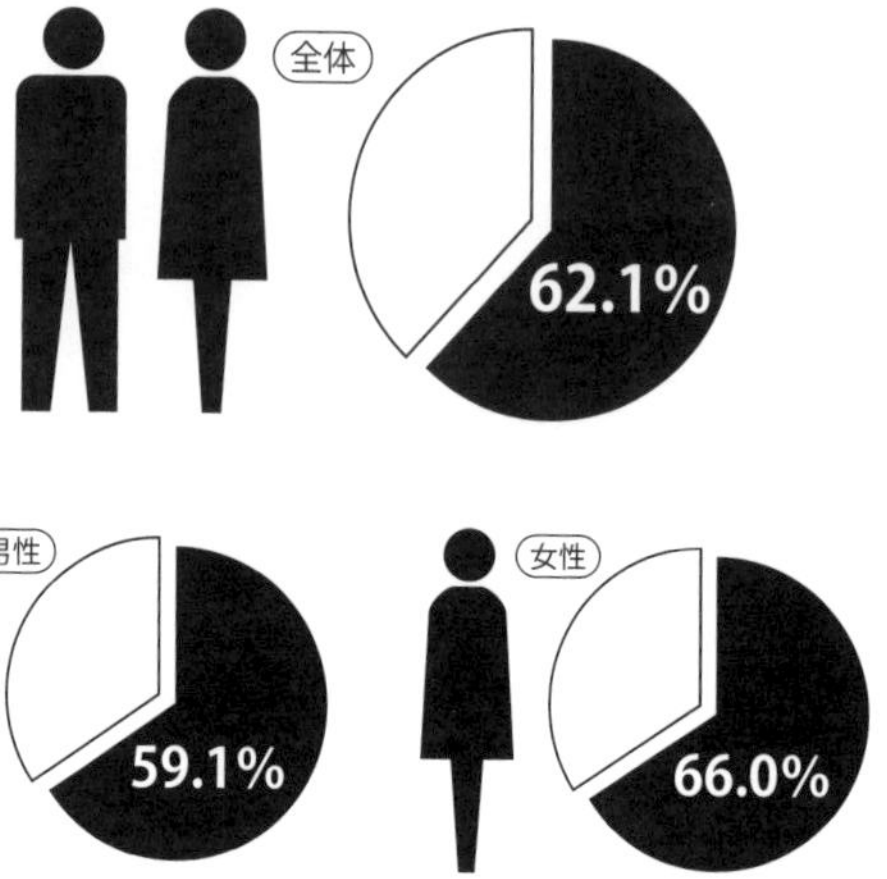

「５年相対生存率」は、あるがんと診断された場合に、治療してどのくらい生命を救えるかを示す指標です。あるがんと診断された人のうち、５年後に生存している人の割合が、日本人全体で５年後に生存している人の割合に比べてどのくらい低いかで表します。100%に近いほど治療で生命を救えるがん、０%に近いほど治療で生命を救いがたいがんであることを意味します。

５年相対生存率が高い部位

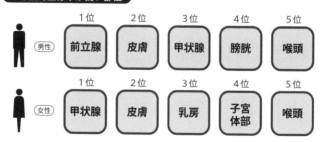

	１位	２位	３位	４位	５位
男性	前立腺	皮膚	甲状腺	膀胱	喉頭
女性	甲状腺	皮膚	乳房	子宮体部	喉頭

出典：全国がん罹患モニタリング集計　2006-2008年生存率報告（国立研究開発法人国立がん研究センターがん対策情報センター，2016)、独立行政法人国立がん研究センターがん研究開発費「地域がん登録精度向上と活用に関する研究」平成22年度報告書より作図

図7　5年相対生存率が半数を超えていることを知っている人の割合

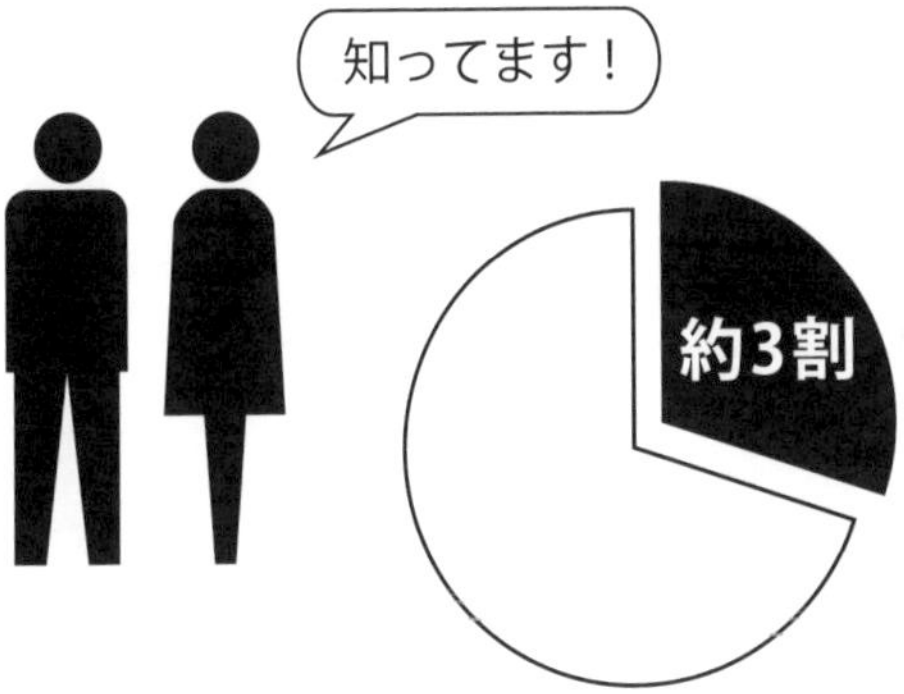

出典：内閣府「がん対策に関する世論調査（平成28年11月調査）」2017.1より作図

がおしまいというわけではないのです。

がんになったあとも、多くの人にはその後の人生があります。

がんにまつわる身体的・心理的・社会的なさまざまな課題を、医療はもちろん社会的な協力も得ながら乗り越えていく人のことを「がんサバイバー」といいます。現在では、そうした「がんサバイバー」として生活している「元患者さん」がたくさんいることも、ぜひ知っておきましょう。

4 さらに初期のがんなら9割以上が社会復帰できる！

ステージによって、話は大きく変わってくる

前項で、がんになっても6割以上の人は5年後にも生存している、つまり問題なく健康を回復・維持していることを示しました。

この数字はがんの初期、いわゆる「ステージ0」や「ステージ1」のうちにがんを見つけられた場合に限れば、さらに大きくなります。

がんの種類によっても基準は多少異なりますが、たとえば「TNM分類」と呼ばれる一般的な分類法によれば、「ステージ0」とは各臓器の上皮細胞の内側にだけ、がん細胞がとどまっている場合のことを指します。同じく「ステージ1」とは、がん細胞が少し広がっているものの、筋肉の層でとどまっている場合です（左図参照）。

図8 がんのステージ分類の例（TNM分類によるイメージ）

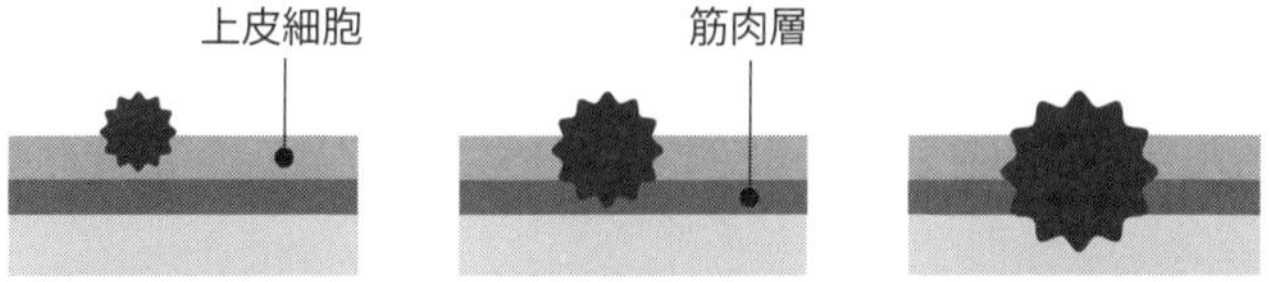

ステージ0

がん細胞が上皮細胞内にとどまっており、リンパ節への転移もない状態。「良性腫瘍」や「上皮内新生物」「上皮内がん」などと呼ぶことも。

ステージ1

がん細胞が少しずつ広がり、上皮細胞を越えて筋肉層にまで達している状態。ただリンパ節への転移はまだありません。

ステージ2

リンパ節への転移はないものの、がん細胞が筋肉の層を越えてその他の組織にまで浸潤している状態。あるいは、腫瘍は広がっていないがリンパ節への若干の転移が見られる状態。

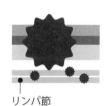

ステージ3

がん細胞がその他の組織にまで広がっており、リンパ節への転移もある状態。

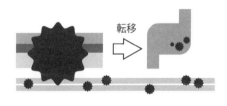

ステージ4

がん細胞が、原発巣（最初にがんが発生した臓器）を越えて、別の臓器にまで転移している状態。

※がんの種類によっては基準が異なることもあります。

ちなみに「ステージ2」とは、がん細胞の広がりが筋肉の層を越えているが、リンパ節や他の臓器への転移が見られない場合です（ごく小規模であれば、リンパ節への転移が見られる場合も含みます）。

本格的にリンパ節への転移がはじまっていれば「ステージ3」。

すでに他の臓器へも転移があれば、「ステージ4」とされることが多いようです。

それほど心配しなくてよいがんもある

これらのうち、**「初期」といわれるのは、一般的には「ステージ0」か「ステージ1」の場合**でしょう。「ステージ0」については、「良性腫瘍」や「上皮内新生物」などと呼んで、病気としての「がん」には含めない場合もよくあります。

いずれにせよ、この**初期の段階のうちにがんを発見できた場合には、全体の5年生存率は9割以上にも達します**（左図参照）。

特に胃がんや大腸がん（結腸・直腸）、皮膚がん、甲状腺がん、男性の前立腺がんなどが初期段階のうちに発見された場合には、この傾向はさらに顕著になります（公益財団法人がん研究振興財団『がんの統計'13』［臨床進行度別5年相対生存率 男女計］2014による）。

図9 全がんの臨床病期別5年相対生存率

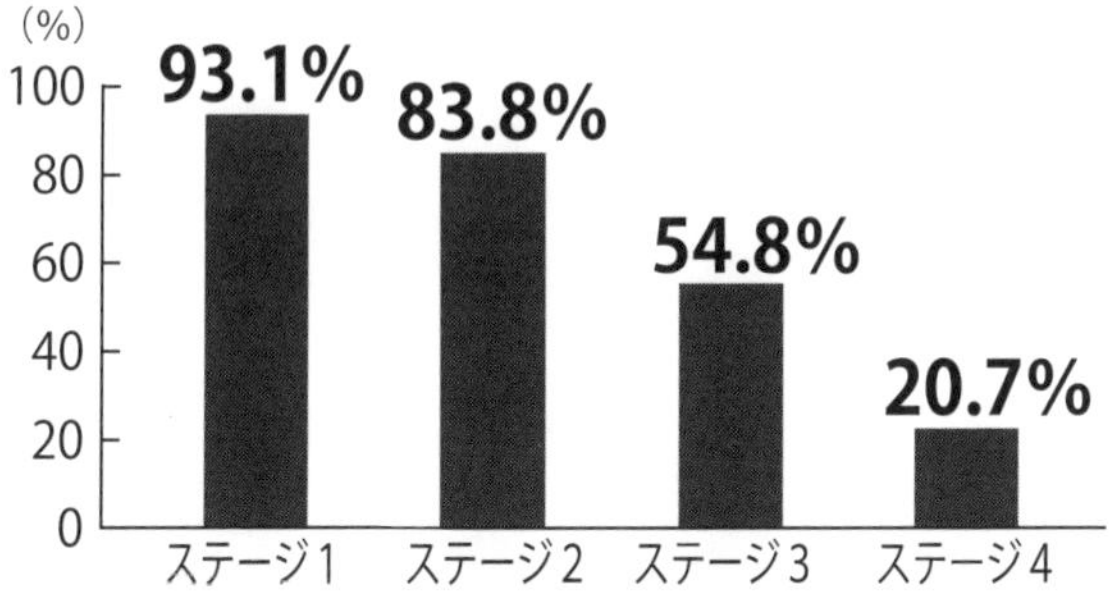

出典：公益財団法人がん研究振興財団「がんの統計 '16」
全国がん（成人病）センター協議会加盟施設における5年生存率（2006～2008年診断例）

たとえがんと診断されても、初期であれば9割近くの人が社会復帰できるのです。

この点も、のちほど重要となってきますので、しっかりと認識しておいてください。

5 新しい治療法も続々登場 がんは「治る病」になりつつある

ノーベル賞を受賞する治療法も出てきた

すでに現状でも、初期段階であれば社会復帰できる可能性が大きいがんですが、今後については、さらにその可能性が高くなるのではないかといわれています。というのも、ここ数年のうちに、画期的ながんの治療法が続々と登場してきているからです。

たとえば、京都大学名誉教授の本庶佑氏が、米テキサス大学のジェームズ・アリソン教授とともにノーベル賞を受賞したことで、一般にも広く知られることになった**「免疫チェックポイント阻害薬」の一般化**があります。

がん細胞は元来、体内では免疫細胞である活性化T細胞などを天敵としています。T細胞などの免疫細胞ががん細胞を発見すると、すぐに活性化して、細胞膜を破壊する酵素などを送り込み、これを破壊してしまうからです。

ところが、がん細胞がある程度以上に大きくなると、がん細胞のなかにはこれらの免疫細胞を弱らせたり、免疫細胞の認識を狂わせたりして、がんを攻撃させないようにする能力を獲得するものが現われます（逆にいうと、こうした能力を獲得したがん細胞だけが、一定以上に大きくなれるという可能性もあります）。

がん細胞を攻撃するためにT細胞が活性化したとき、表面に「PD‐1」というタンパク質が出現します。ところがこのタンパク質をがん細胞が刺激すると、T細胞は活性が弱くなって、がん細胞を攻撃しなくなってしまうのです。このようにして、がん細胞は天敵の免疫細胞の攻撃を防いでいます。

そこで、PD‐1への刺激でT細胞の活性が低下させられてしまうのを防ぐことで、がん細胞への免疫細胞の攻撃能力を本来の状態に戻そうとするのが、初の免疫チェックポイント阻害薬「オプジーボ」（一般名：ニボルマブ〔遺伝子組換え〕）でした（次ページ図参照）。

図10　免疫チェックポイント阻害薬の仕組み（ニボルマブの例）

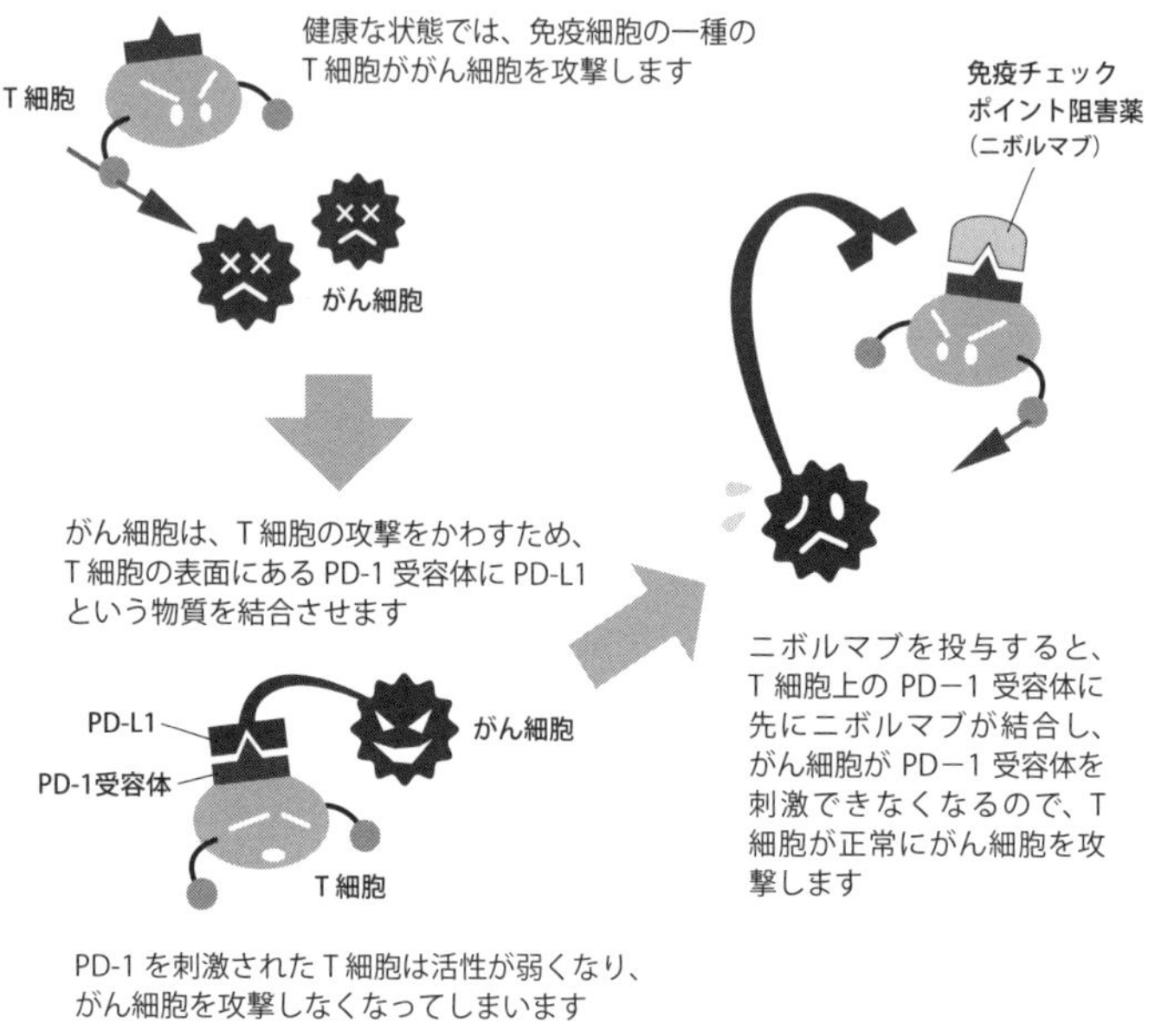

ちなみに、この薬は非常に有名です。その登場当時の価格が大変高額だったことで、一般の方にもその名を轟《とどろ》かすことになりました。

なにしろ、発売当初は患者さん1人あたり1年に約3500万円という治療費でしたから、このような高額な薬が多用されたら、健康保険による医療サービス自体が崩れかねない、と懸念されたのです（いまだにかなり高額ではありますが、さすがに現在では、登場当初の高額な治療費は抑制されてきています。そのため、こうした懸念の声も薄れてきています）。

その後、オプジーボと同じように、がん細胞が免疫細胞の活性を低下させるプロセスを阻害する薬が多数登場してきており、**この種の「免疫チェックポイント阻害薬」は今後、ますます一般化していく**でしょう。

従来の標準的な治療法とは大きく異なるアプローチで治療効果を引き出す薬ですから、いわば「医師ががんと戦う際に使える武器」が、ひとつ増えたようなものです。

まだ認められていないが、期待を集めている治療法もある

このほかにも、さまざまながんの治療法が登場してきています。ここではそのうちのひとつとして、「**光免疫療法**」を紹介しておきます。

がん細胞には、その表面にがん細胞にしか発現しないタンパク質がいくつか存在しています。

そこで、それらのタンパク質にくっつく性質を持ち、かつ特定の周波数の光（近赤外線）に当たると化学変化を起こして、くっついている細胞を殺してしまう薬剤を服

図11　光免疫療法の仕組み

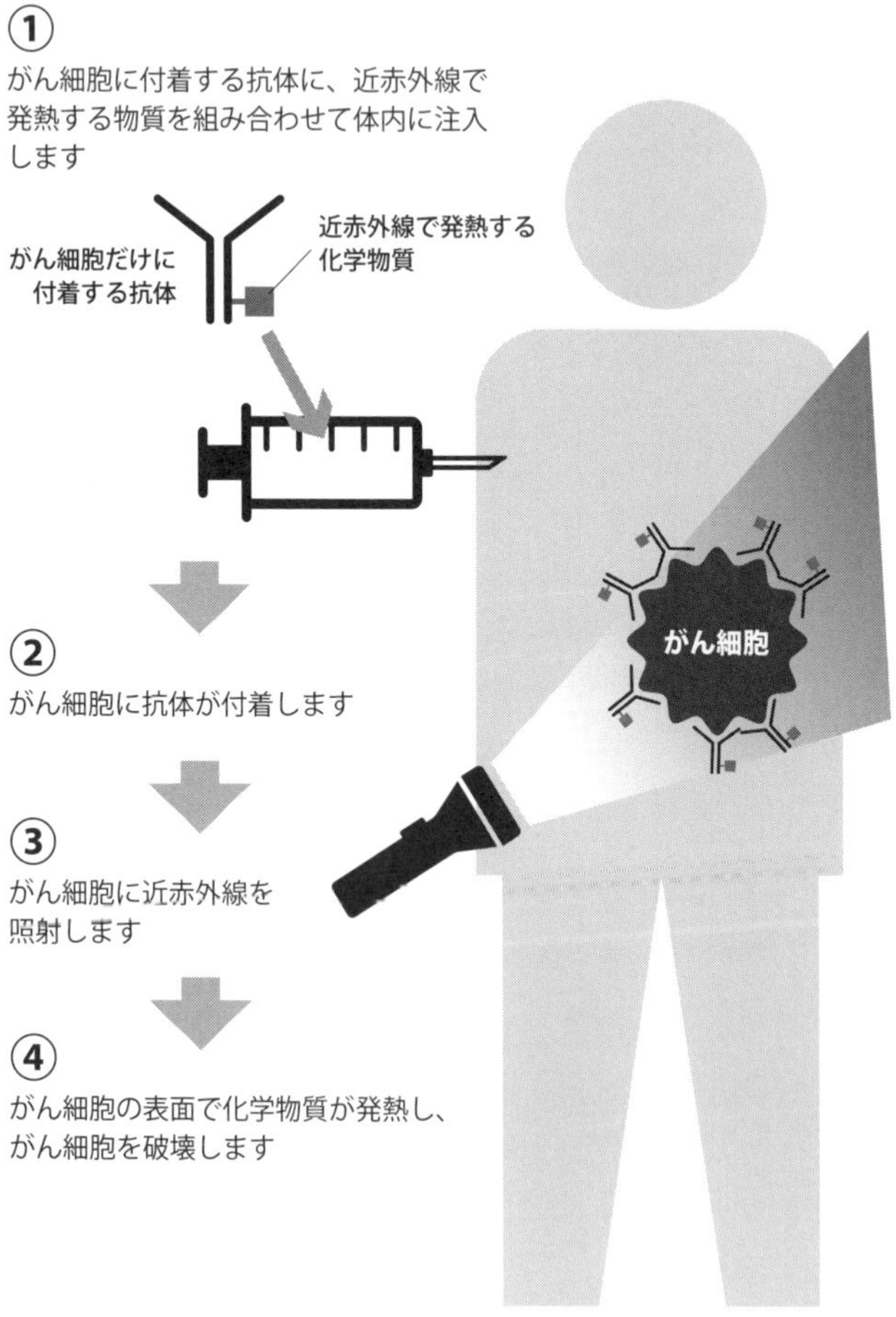

用します。

薬が全身にいきわたるまで待ったあと、その特定の周波数の強い光を患部に当てると、体内のがん細胞だけをピンポイントで破壊できるという治療法です。

破壊されたがん細胞のかけらは、全身の免疫細胞を活性化して同じ種類のがん細胞への攻撃を誘発しますから、小規模な転移先のがんをやっつける効果も期待されています。

この治療法は、すでに米国での治験がかなり進んでおり、特に皮膚がんや咽頭がんなど、患部に外部から光を当てやすい種類のがんが先行する形で、近いうちに実用化されるのでは、といわれています。

また、その作用の仕組みから、ほかの種類のがんにも広く治療効果があるのではないかとも期待されているところです。

長期的には助かる人が確実に増える

こうした個々の治療法や薬剤は、実際に使われるようになったら思ったほどの効果を上げられなかったり、思わぬ副作用があって期待したほど広くは使われなかったり、というケースもよくあります。

しかし重要なことは、このように**さまざまなアプローチでのがんの治療法が、いまも多数研究され、今後も続々と登場してくる予定である、**ということです。

がんに対して使える「武器」は、これからもどんどん増えていきます。そのため、**長期的に見れば、がんは確実に「治る病」になっていくだろうと考えられる**のです。

この章では、病気としてのがんに実際どの程度のリスクがあるのか、しっかりと認識するために、怖い部分も含めて概観してきました。しかし、このように治療法も増えてきていますので、**がんは必ずしも「死」とイコールの病ではない、**ということはよくよく理解しておいてください。

がんは、私たちが思っている以上に身近な病気です。しかし同時に、がんになったからといってすぐに死を覚悟しなくてはならない病気では、もはやありません。がんになっても、決して絶望する必要はなく、**治療後の生活についても、しっかりと考えなければならない病気になっている**のです。

第2章

がんにまつわる「お金の話」本当の問題は意外なところに潜んでいる

1 治療費の心配はそれほどいらない

〝病気としてのがん〟のリアルな実態は、第1章で概観したとおりです。続く第2章では、**がんにかかることの経済的なリスク**を見ていきましょう。

実はこの点に関しては、多くの人が見落としている「落とし穴」があるからです。

目安を出すのは難しいが……

がんになった場合の経済的なリスクを考えるとき、ほとんどの人がまず心配するのは治療費です。

実際、がんになると一体どれくらいの治療費がかかるのでしょうか？

実はこれ、たいへんに答えにくい質問です。なぜなら、がんはその進行度や種類によって、必要な治療や療養期間が大きく異なるからです。

がんが見つかっても、発生した部位や進行度によっては手術も必要なく、一生、経過観察だけで終わる場合もあります。この場合なら、治療費の自己負担額は総額でも数万～十数万円といったところです。

一方、何度も何度も大きな手術を行い、さらに長期間の入院をして抗がん剤等による薬物治療を行う場合もあります。この場合には、治療費の自己負担額は100万円を軽く超えてきます。

がんは病態の幅が非常に広いので、治療費についても千差万別となりやすいのです。

さらには、各種の放射線治療や、先にも述べた免疫チェックポイント阻害薬などの高額な治療を行うかどうか、また保険診療外のさまざまな自由診療を行うかどうかによっても、治療費は大きく前後します。

とはいえ、ある程度の目安を出すとするならば、**がんの治療費の自己負担額は「およそ100～150万円」と見込んでおくのが妥当**でしょう。

根拠となるのは、2010年にがん政策情報センターが行った調査です。1400

図12　がん治療にかかった費用

10万円未満～50万円	380人
50万～100万円	317人
100万～150万円	170人
150万～200万円	63人
200万～300万円	81人
300万～400万円	48人
400万～500万円	17人
500万～1,000万円	26人
1,000万～2,000万円	8人
2,000万円以上	1人
無回答・無効回答	335人
合計	1,446人

出典：がん政策情報センター
「がん患者意識調査2010年」2011.4より作図

人以上のがん患者さんに、治療費の総額についてアンケート調査を行い、上図のような結果を得ています。

先ほど述べたように、治療費の総額にはかなりのばらつきがあります。しかし、割合としてもっとも多いのは10～50万円で全体の約26％、次いで50～１００万円が全体の約22％、１００～１５０万円が全体の約12％を占める、という結果になっています。

この調査は、病院で行う保険診療の医療費（手術代や薬代、入院費など）のほかにも、自由診療での費用やサプリメント代、通院費なども含めた治療費等の総額を聞いたものですから、実際の患者さんの感覚に非常に近いデータだといえます。

そのデータで、**およそ半分（約48％）が１００万円以下、約60％が１５０万円以下で治**

療費がすんだとされているので、がんの治療費の目安としては、このくらいが妥当なのかな、と判断できるのです。

なお、同調査では400～1000万円くらいかかったという人もそれなりの割合でいますし（約3％）、1000万円以上かかったという人もわずかながらいます。このうち、特に1000万円以上かかったという方は、おそらくは高額な自由診療を選択した人だと推測できます。よって、通常の保険診療だけで治療するのであれば、あまり考慮に入れなくても大丈夫でしょう。

いくつかの生命保険会社も同様の調査をしており、それらの調査でも類似した数字が出ています。そのため、100～150万円くらいの治療費という金額は、それほど的外れな数字ではないはずです。

これくらいの金額を用意しておけば、もしも実際にがんになったとしても、治療費はおおよそカバーできるということです。

公的医療保険や生命保険、貯蓄でも対応できる

さて、この治療費の目安金額を聞くと、多くの方は「なんだ、治療費はそれくらい

でいいのか……」といった感覚を抱くと思います。

そうです。実は**がんの治療費自体は、大きな経済的リスクにはなりにくい**のです。

特に、高額な自由診療を行わず、一般的な保険内の治療だけをするのであれば、治療費が払えずに希望する治療を受けられない、という事態はまず起こりません。

日本の公的医療保険の制度は優秀ですから、原則として患者本人は3割のみの負担ですみます（6歳以下や70歳以上の人については、一般に自己負担割合がより小さくなります）。

また、**多くの方は民間の医療保険にも加入していますから、そうした保険によるカバーもあります**。さらには100～150万円くらいの金額なら、みなさんが普段から行っている貯蓄でも、十分対応できるケースが多いでしょう。たいていの場合、治療費で困ることはないのです。

治療費についての国の保障はかなり手厚い

ただし、保険診療のなかには、前述した免疫チェックポイント阻害薬などのように高額な治療法も存在します。そうした治療を行う場合には、治療費が比較的高額となる場合もあるでしょう。

図13　高額療養費制度の自己負担額の上限（69歳以下の場合）

所得区分	自己負担額の上限	
	原則（〜3ヶ月目）	多数利用（4ヶ月目〜）
住民税非課税者	35,400円	24,600円
~年収約370万円	57,600円	44,400円
年収約370万〜約770万円	80,100円 +（医療費－267,000円）×1%	44,400円
年収約770万〜約1,160万円	167,400円 +（医療費－558,000円）×1%	93,000円
年収約1,160万円〜	252,600円 +（医療費－842,000円）×1%	140,100円

出典：厚生労働省HPより作図

ただこの場合にも、「**高額療養費制度**」が使えますから心配無用です。

これは、原則3割負担での毎月の自己負担額が一定の基準を超えたとき、その超過分がのちほど払い戻されるという、とてもありがたい制度です。日本人なら全員が強制加入の公的医療保険制度の一部ですから、誰でも使えます。

限度額は上の図のとおりで、所得によって異なります。いったんは治療費全額を支払う必要があるとはいえ、**実質的には毎月、これ以上の治療費を支払う必要はない**わけですから、大助かりです。

しかも、事前に所定の手続きをすれば、一時的な支払いさえ不要にすることも可能

図14　治療費に関する税制控除

	医療費控除	セルフメディケーション税制
対象額	10万円以上	1万2,000円以上
限度額	200万円	8万8,000円
対象になるもの	治療費や検査費、医薬品の購入費など	薬局で購入できるスイッチOTC医薬品

出典：国税庁 HP より作図

です。

さらにいえば、加入している健康保険組合によっては、この高額療養費制度にさらに上乗せする形で、各種の「**付加給付**」を独自に設定している場合があります。毎月の自己負担限度額のうち、一部をさらに健康保険組合が立て替えてくれるのです。

加えて、税制についても治療費は優遇されていて、**1年間に支払った医療費が10万円を超えるときには、200万円を限度にその年の課税所得からその費用分を控除できます**。

あまり利用されていませんが、病院ではなく薬局で購入できる医薬品に関する「セルフメディケーション税制」という減税制度もあります（上図参照）。

これらは通常、あまり大きな額の減税とはなりません。しかし、治療費が大きい場合には、数万〜数十万円の減税になることもあります。大きな支出を余儀なくされた年の家計としては、大変助かるものでしょう。

このように、がんの治療費については、二重三重にサポートする体制が用意されているため、あまり心配する必要はないのです。

2 保険外の治療を希望しないなら「がん保険」は必要ない

先進医療と保険外診療の違い

このように保険診療なら治療費の心配はまずいりませんが、もしあなたが、がんになったときに「**先進医療**」や「**保険外診療**」もしたいと考えているなら、この前提は少し変わってきます。

このうちの「先進医療」とは、行政に指定され、健康保険の対象内の治療との混合診療が特別に許可されているいくつかの先進的な治療法のことです。

先進医療の治療費は全額を自己負担しなければなりませんが、保険診療と共通する部分の治療費については、健康保険が適用されて原則3割の負担ですみます。治療費を軽減しつつ、保険診療以外の治療についても選択肢を持てる、という制度です。

図15 がん関連の先進医療の実施実績（グループAのみ）

技術名	治療費（1件あたりの平均額）	平均入院期間	年間実施件数
陽子線治療	2,716,016円	17.9日	1,663件
重粒子線治療	3,133,672円	5.6日	1,008件
MRI撮影及び超音波検査融合画像に基づく前立腺針生検法	107,601円	2.1日	366件
抗悪性腫瘍剤治療における薬剤耐性遺伝子検査	33,773円	40.5日	143件
腹腔鏡下傍大動脈リンパ節郭清術	915,740円	10.6日	79件
自己腫瘍・組織及び樹状細胞を用いた活性化自己リンパ球移入療法	429,463円	0日	24件
MEN 1遺伝子診断	65,169円	5.0日	9件
樹状細胞及び腫瘍抗原ペプチドを用いたがんワクチン療法	455,000円	2.7日	6件
泌尿生殖器腫瘍後腹膜リンパ節転移に対する腹腔鏡下リンパ節郭清術	301,000円	6.8日	6件

出典：厚生労働省HP 第71回先進医療会議資料「平成30年度実績報告」より一部抜粋して作図

上図に、がん治療に関する主だった先進医療（先進医療A）を受けた際の治療費と平均入院日数、年間実施件数を示しました（平成30年実績）。

図を見ればわかるとおり、これらの先進医療では単体で200～300万円程度の治療費を自己負担しなくてはならないこともあります。

前項で述べた治療費の目安金額100～150万円を大きく超えてくるため、**これらの先進医療を受ける場合には、治療費の工面に苦労するようなケースも出てくるでしょう。**

そして、もうひとつの「保険外診療」

は、公的な健康保険の対象にはならない、あらゆる治療法をまとめて示す言葉です。
おまじないのようなレベルのものから、研究者が真剣に研究している新しい治療法、あるいは、国外ではすでに保険の対象になっているものの、認可の時差の関係で国内ではまだ無認可の状態になっている治療法など、その内容はさまざまで玉石混交です。

特に、不幸にしてがんが進行してしまった場合には、「通常の保険内の治療では、もうできることがありません」と医師にいわれてしまうことがあります。そうしたとき、それでもあきらめずに治療の可能性を探りたい場合に、保険外診療にかけてみる、といったケースが少なくありません。

こうした保険外の治療は、当然ながら**3割負担ではなく100％の自費診療ですから、治療費は非常に高額になります**。がんの場合なら数百万円は最低かかり、上は青天井だと考えておけばいいでしょう。

ちなみに日本では、保険診療と保険外診療の「混合診療」は、前述した先進医療以外では認められていませんので、このふたつの治療を同時に受けることは原則できません。どうしても同時に受ける場合には、保険診療部分についても100％の自費診療となります。

このように、がんになったときには、先進医療や保険外診療を活用してでも治療の道を探るのが当然だ、と考える方では、がんの治療費の経済的リスクはそれなりに大きなものにならざるを得ません。いざというときの治療費を確保するため、いわゆる「**がん保険**」や総合医療保険の「**がんの先進医療特約**」などに加入して、あらかじめ準備しておくことが必要になるでしょう。

ある程度は割り切るのがお勧めです

ただ正直なところ、私は**そこまでする必要性はあまりないだろう**と考えています。

価値観は人それぞれですから、どうしても先進医療や保険外診療にも備えておきたい、というのであれば止めません。しかし、**これらの保険はかかる費用の割には、受けられるリターンが限定的**なのです。

たとえば先進医療特約についていえば、それぞれのがん関連の先進医療は、すべてのがんに適応できるものではなく、いくつかの特定の種類のがんにしか適応できません。がん全体の患者さんの数を基準として考えると、仮にがんになったとしても、先進医療を利用することになる可能性は非常に低いのです。実際に目安として、平成30

年のがん関連の先進医療実施件数と、平成28年の全がん診断数のデータを使って計算すると、**該当する割合は全体の0・4％弱にすぎません**でした。

また、**先進医療も保険外診療も、いずれもまだ治療効果があることが証明されていない治療法**です。治療効果が非常に高いのであれば、すでに健康保険の対象となっているはずですから、もし効果があるとしても劇的な治療効果がある可能性は低いでしょう。おまじないレベルの民間療法であれば、いうまでもありません。

資産家や富裕層なのであれば、たとえそのレベルの治療法であっても、何百万円や何千万円もかけて治療を受ける選択肢があってもいいでしょう。しかし、それは本当に、そこまでして受けるべき治療なのでしょうか？

がん保険などでの保障を、毎月、保険料を支払ってまで手にする必要がどこまであるのか、個人的には疑問に感じます。費用がかかりすぎる延命治療はせず、その分の資産は家族に遺す、という選択肢のほうが、個人的には合理的に感じます。

しかも、本書でこのあとお伝えする方法であれば、もっと効率的に、お得な形でがんへの保障を手にできます。がん保険や、それに類する特約にあえて加入する必要はないのではないかと、私自身は強く主張したいと思います。

3 本当のリスクは「発症後の収入減少」にある

いまの主流は「働きながら治す」

がんの経済的リスクとして、治療費はそれほど心配する必要がないとしたら、本当のリスクはどこにあるのでしょうか？

――それは、**がん発症後の収入の減少**です。

がんにかかったとき、ひとむかし前には会社を退職し、治療に専念するのが普通でした。

しかし、5年相対生存率が50％を超えるようになった現在では、治療費を賄《まかな》い、発症前の生活水準を維持するためにも、**仕事を続けながら治療するのが一般的**になって

図16　がんにかかったとき、仕事を続けられるのか？

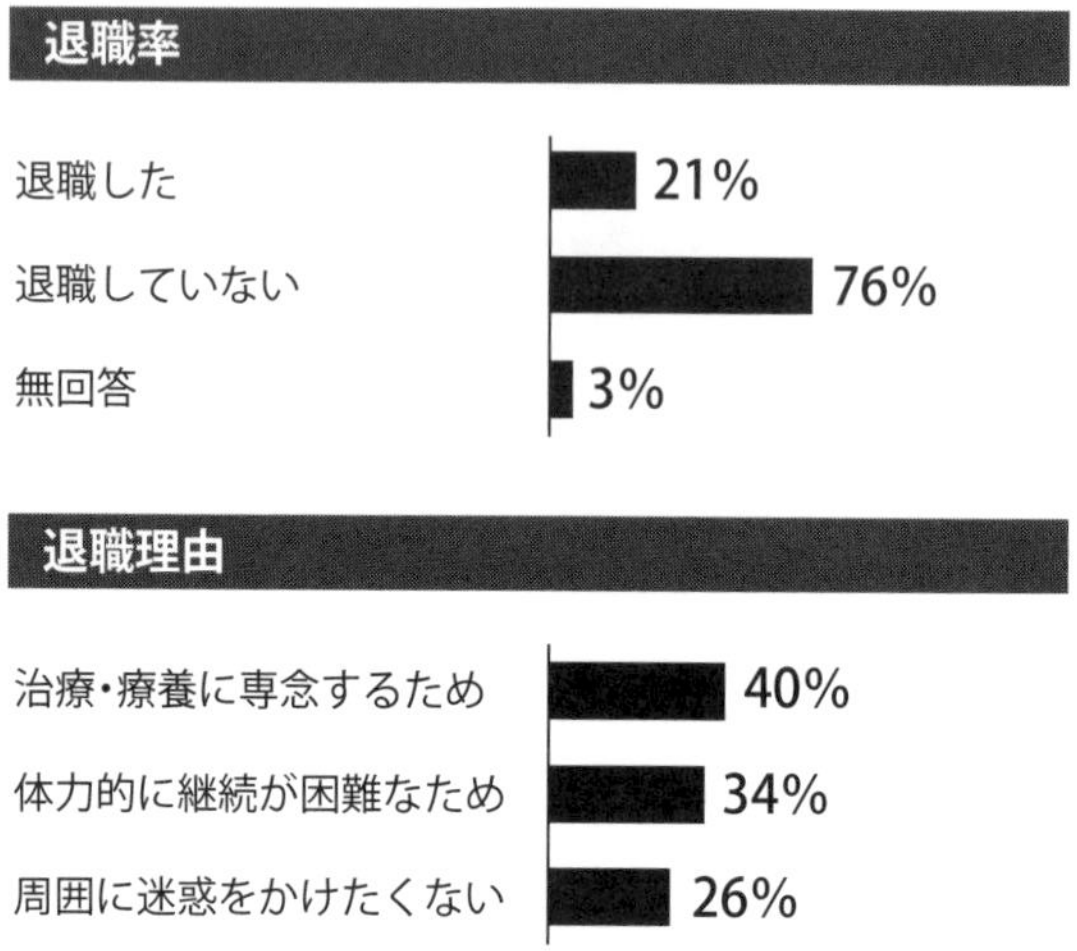

出典：東京都「がん患者の就労等に関する実態調査」2014.5 より作図

います（上図参照）。

仕事を生きがいにしていたり、たとえ病気であっても社会に貢献したい、と考えて仕事を続ける人も多くいます。

実際に、東京都が行った実態調査によれば、おおよそ8割程度の患者さんが、がんになったあとも仕事を続けたいと考えているようです（次ページ図参照）。

なかなか同じようには働けない

それでも、がんになったとき、いまだに2割前後の方は会社をやめて治療や療養に専念するこ

図17 がん罹患後の就労継続意向について

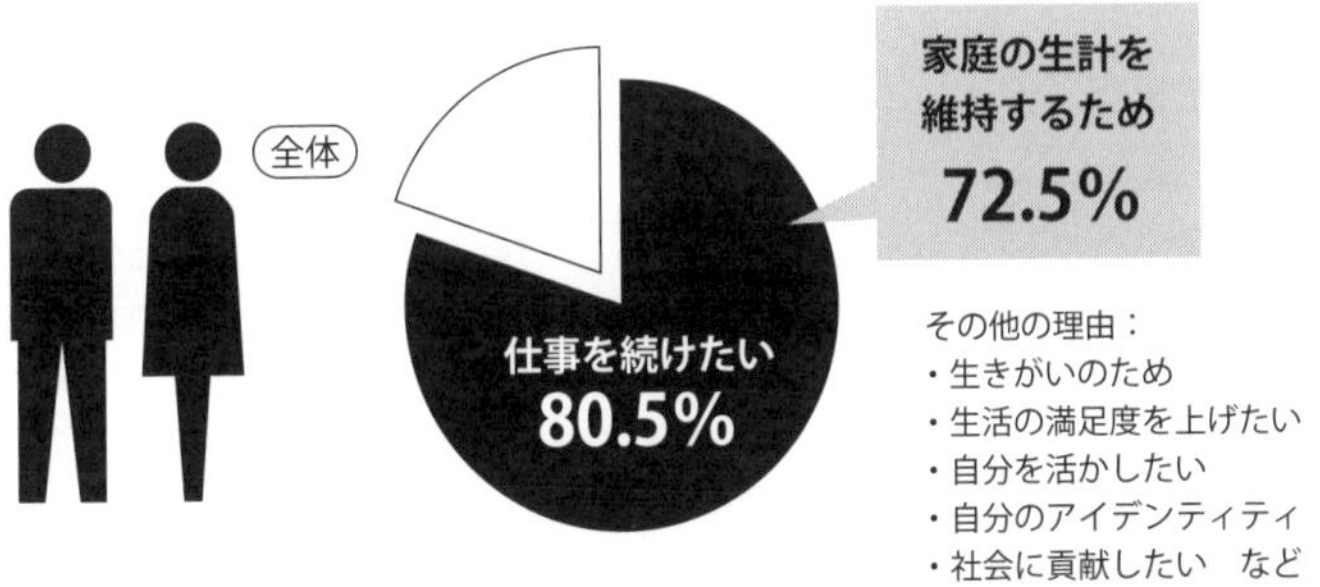

出典：東京都「がん患者の就労等に関する実態調査」2014.5より作図

とを強いられています。特に症状が進行している場合には、体力的にも仕事を継続できない、という事情があるでしょう。

またたとえ**仕事を続けられている場合でも、発症前と同じ形で仕事を続けるのは、なかなか難しいことが多い**ようです。

治療のために入院したり、長期の休暇をとらざるを得なくなったりしますし、手術や抗がん剤の服用で体力が大きく削がれてしまうこともあります。柔軟な形での勤務や、体力的に負荷の少ない業務をしなければならないので、少なくとも数年のあいだは、発症前のようにバリバリ働くことはできません。

たとえば残業代をたくさん稼いでいた外回りの営業パーソンが、がんになったことで配置転換さ

図18　がんによる世帯収入への影響

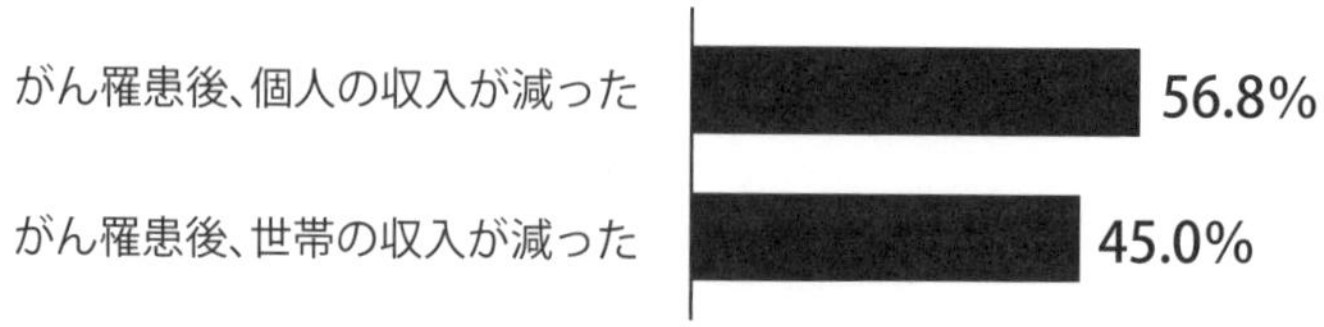

出典：東京都「がん患者の就労等に関する実態調査」2014.5より作図

れて、内勤で定時退社の事務関連の部署に異動になる、といった事例はよくあります。

仮に首尾よくがんが完治したとしても、その後、発症前と同じようには働けないケースが多いでしょう。短期的には体力の低下や再発防止治療の問題がありますし、長期的にもいったん出世レースから外れることで、以前のような出世を見込めなくなる、といった問題が起こってきます。**生涯年収の面で、大きな影響が出てくる**のです。

こうしたさまざまな理由により、がんの発症後は、それ以前に比べて収入が減ってしまうことが多いようです。具体的には、**個人の収入は過半数で、世帯全体の収入も5割近い割合で減ってしまう**ことが、先ほどと同じ調査で調べられています（上図参照）。

ちなみに患者本人のみならず、世帯全体での収入まで減ってしまうのには、家族も看病や入院対応などで時間をとられるため、それ以前のようには働けなくなってしまうことが多い、という事情も作用しているでしょう。

長い長い老後の資金はどう賄う？

現在、日本人の平均寿命は、男女平均で84歳ほどです（厚生労働省「簡易生命表」2018年分から算出）。

しかし今後、この数字はさらに延び、十数年のうちには4人に1人が100歳まで生きる**「人生100年時代」**に突入すると想定されています。

定年が65歳だとすれば35年、60歳だとすれば40年にも及ぶ可能性がある長い老後です。**がんを発症した人は、その長い長い老後に、「減ってしまった」収入で備えざるを得ません。**これこそが、私たちがいまもっとも注目しなければならない、がんの経済的なリスクです。

老後には、年金とは別に2000万円程度の資金が必要だと、金融庁の諮問《しもん》機関が報告し大問題になったことがありました。しかし、問題になったのは、そこに真実が含まれていたからこそです。**ただでさえ長い老後に向けて、しっかりと資金を用意して**

いかなければならないのに、がんによって収入レベルが大きく下がってしまっては、とても老後資金の用意はできません。

多くの人は、がんの治療費は意識していても、この収入減少のリスクにまでは気づいていません。本書の読者のみなさんには、この機会に、このがん発症後の年収減少のリスクをしっかりと認識してほしいと思います。

4 発症後の収入減は公的保障でもカバーしにくい

傷病手当金は、あくまで短期的な補てんのみ

がん発症後の収入減少にも、いちおうは公的保険による保障が用意されています。なかでも比較的よく知られているのは、「**傷病手当金**」でしょう。働く人が、業務外の理由による病気や怪我で、連続する3日を含む4日以上休業し、給与が支払われない場合に手当金を受けとれる制度です。最長1年半にわたって、通常の給料の3分の2程度を受けとることが可能です。

万一、がんと診断された場合、治療期間の最初のうちは有給休暇を利用することが多いでしょう。有給休暇は最大40日間ありますが、別の用途で利用していたり、勤続年数が足りなかったりすることも多いので、**ざっくり1ヶ月くらいまでの休業による収**

入減少は、有給休暇でカバーできると考えられます。

しかし、もしそれ以上に治療に時間がかかって、働けない状態が続くと、途端に収入が大幅に減少しかねません。この傷病手当金の制度は、そうした事態を防ぐためにあります。傷病手当金を受けることができれば、働いていたときの3分の2の水準でお金を受けとれますから、非常に助かるのです。

ただし、この傷病手当金がもらえるのは最大でも1年半です。治療がひと段落して再度働きはじめたら、再び受けとることはできません。そのため、実際にはそこまで長期間にわたって、手当金をもらい続けられるケースはなかなかありません。

あくまでも、発症後の治療期間における短期的な収入減少をカバーしてくれる制度であって、**がんになったあとの生涯にわたる収入の低下には対応できない**ことは、よくよく認識しておくべきでしょう。

ちなみに、この傷病手当金制度は、前述した高額療養費制度に比べると知名度が非常に低く、制度の存在を知らなかったために利用する機会を失ってしまった、という人がかなりいるようです（左図参照）。

図19　公的制度の利用状況について

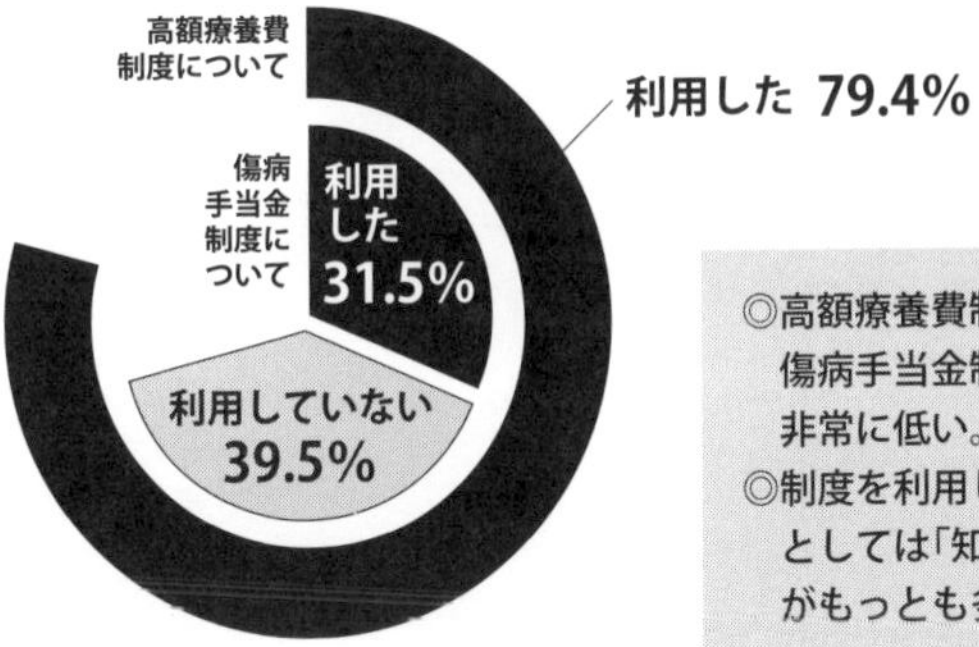

◎高額療養費制度に比べ傷病手当金制度は利用率が非常に低い。
◎制度を利用しなかった理由としては「知らなかったため」がもっとも多い。

出典：東京都「がん患者の就労等に関する実態調査」2014.5 より作図

また、近年ではがんの治療に長期間の入院を要すること自体が少なくなったため、有給休暇でカバーできる期間内で治療が終わってしまい、そもそも傷病手当金制度を使うタイミングがなかった、というケースも増えています。

条件が合致してうまく使えるときには、躊躇《ちゅうちょ》せず使うべきありがたい制度なのですが、公的保障としての存在感は、かなり薄くなってしまっているといっても、過言ではないでしょう。

「障害年金」などはなかなか対象になれない

このほか、がん発症後の年収減少をカバーできる公的保障としては、「**障害年金**」も挙

図20　障害年金（障害基礎年金）の区分の目安

	1級	2級	3級
日常生活	介助が必要	必ずしも介助が必要ではないが極めて困難	――――
活動の範囲	ベッド周りに限られる	屋内(病院内)に限られる	働きに出ることはできる
労働	できない	できない	いちじるしい制約を受ける
受給できる年金	障害基礎年金 障害厚生年金	障害基礎年金 障害厚生年金	障害厚生年金

出典：日本年金機構「国民年金・厚生年金保険 障害認定基準」より作図

げられます。

病気や怪我によって、身体になんらかの障害が残り、生活や就労が制限されてしまったとき、障害の程度に応じた年金を受けとれる制度です。

国民年金の人は「障害基礎年金」を、厚生年金の人は「障害厚生年金」を受けとれます。

こちらの制度には、受給期間の定めはありません。ただし、**障害年金を受けとれるのは一定以上の障害がある場合のみ**です(上図参照)。原則として、かなり重い障害がある場合に限り、支給を受けられると考えていいでしょう。

対象となる方にとっては非常にありがたい制度なのですが、働きながら治療することが大半の最近のがん患者さんにとっては、こちらの制度も、なかなかに使う機会が巡ってこない制度だといえます。

このほか、本人ではなく家族の年収減少については、常時介護が必要な患者さんの介護のために、家族が仕事ができない状態になっている場合、雇用保険からお金を受けとれる「**介護休業給付金**」という制度もあります。

平均給与の7割弱を、最長3ヶ月にわたって、3回まで受けとることが可能です。

高齢者の介護のときに使う事例が比較的多いのですが、がんなど病気の看病の場合にも、この制度は使えます。

ただ、こちらも条件はそれなりに厳しく、本人が、家族の介護がないとまったく日常生活ができない状態に2週間以上あることが必要です。**がんの治療でこの条件に合致するようなケースはそれほど多くない**ので、やはりがん患者さんの家族では、ほとんどの場合に使う機会がない公的保障となってしまっています。

民間の保険会社の「就業不能保険」や「介護保険」は時期尚早

公的な保障ではなく、民間の保険会社が提供している**各種の「就業不能保険」**や、**「介護保険」**といった保険商品も存在しています。

ただこれらの保険商品については、私は、現状ではあまりお勧めしません。

なぜなら、これらの保険商品はまだ開発されて日が浅く、**保険料が割高**だからです。

また、たとえ加入したとしても、前述したような公的保障と同じような**厳しい条件があるため、実際にはほとんど使えないケースが多い**、という理由もあります。

たとえば就業不能保険であれば、「まったく働けない状態にあること」が保険金支払いの条件になっているケースが多いのですが、これは「病院内で絶対安静の状態にある」くらいでないと、条件に合致していると認められないようです。がんの治療のために数日～1週間入院したくらいでは、使う機会がないのです。

民間の介護保険についても事情は同じで、要介護2～4以上が保険金支払いの条件とされていますが、そこまでの要介護判定を得るのは、特にがん治療の場合には容易ではありません。

もちろん、ピタリと条件に合致する場合には非常に役立つのですが、正直、それくらいの保障ならば、先ほど解説したような各種の公的保障と大差はありません。あえて月々の保険料を追加で支払ってまで、加入する必要はないでしょう。

実質、気づかれずに放置されている！

ここまで見てきたように、**公的保障でも民間の保険でも、がん発症後の年収減少のリスクをしっかりカバーできている制度はまだありません。**

このリスクについては、多くの人が気づいてすらおらず、また対策するための方法も限られていることから、**大きなリスクがそのまま放置されている**のが現状なのです。

この「発症後の長期的な年収減少」こそが、私たちの2人に1人が生涯に一度はかかる可能性があるがんの「本当のリスク」です。この現実を、しっかりと認識してください。

5 病に倒れた場合の「遺族の生活費」もリスクのひとつ

がんに限らず、病気や怪我で平均寿命より早く亡くなってしまった場合には、**あとに遺される遺族の生活費も、経済的なリスクのひとつになり得ます**。もちろん、実際にそのようになるかどうかは誰にもわかりませんが、可能性がある以上、ある程度は備えておく必要があるでしょう。

この遺族の生活費リスクに対しては、基本は公的な保障である**遺族年金**と、**民間の生命保険**をあてにすることになります。

「遺族年金」だけでは、最低限の生活水準を維持するので精一杯

「遺族年金」は、国民年金または厚生年金の被保険者が、子どもや配偶者の生計を維持してるあいだに亡くなってしまったとき、遺族が受給できる年金です。

受けとれるのは子どもと配偶者、あるいはそのどちらかです。受けとれる金額は、亡くなった人の職業や子どもの有無、加入している年金の種類などによって千差万別ですが、それなりの金額を受けとれると考えていいでしょう。感覚としては、「それだけで生活するのはかなり苦しいものの、最低限の生活はなんとか維持できる」くらいの金額でしょうか。

これも、大変ありがたい制度ではあるのですが、**この制度だけをあてにするのは危険**ですから注意してください。

特に家計の大黒柱が会社経営者やフリーランスなどで、国民年金にしか加入していなかった場合には、そもそも子どもがいないと配偶者は遺族年金を受けとれません。よって、子どもがいない家庭の場合は、万一の際の配偶者の生活費についてかなり手厚く備えておく必要があるわけです。

また厚生年金加入者の場合も、遺族年金を多く受けとれるのは基本的には子どもが18歳になるまでで、それ以降はガクンと受給額が減少します。特に男性の配偶者があとに遺された場合には、子どもが18歳になって以降は遺族年金がまったく支給されなくなります（女性の場合には、中高齢寡婦加算が加わった遺族年金が支給されます）。

細かい話ですが、再婚した場合などにも支給がなくなることがよくありますので、この点にも要注意です。

いずれにせよ、**遺族年金だけではギリギリ生計を維持できる程度の金額なので、「人並み」や「普通」レベルの生活を送りたいのであれば、あとに遺された配偶者も働くことが前提となってくる**でしょう。

保険のプロは、終身型生命保険にはまず入らない

このように、公的な遺族年金だけでは心もとないため、多くの方は民間の生命保険にも加入していると思います。

生命保険文化センターが行った「平成30年度 生命保険に関する全国実態調査〈速報版〉」によれば、**なんと88・7％の世帯が、なんらかの生命保険に入っている**とのこと。個人単位で見ても**男性の80・6％、女性の81・3％が生命保険に加入しています**。

そのため、この遺族の生活費リスクについては、現状でもある程度カバーされているといっていいでしょう。

なお、万が一、被保険者が不慮《ふりょ》の病気や怪我で亡くなってしまった場合、および重度の障害を負ってしまった場合に、契約者に保険金を支払う保険が「生命保険」です。何歳までと保障期間が決まっているのが「**定期型**」の生命保険、保障期間の定めがない、つまりいつかは必ず保険金の支払いを受けられるのが「**終身型**」の生命保険です。

ところで、私は仕事柄ファイナンシャルプランナーやアクチュアリーといった保険の専門家にも多く会うのですが、彼らは「**日本人に人気の生命保険、特に終身型の生命保険は、保険商品としてはあまりお得な商品ではない**」と口を揃えていいます。

終身型生命保険は、保険会社の側からすると、いつかは必ず保険金を支払わなければならない商品です。そのため、支払い原資を確保するために、特に加入当初は契約者にとってかなり不利な制度設計となっています。思いもよらず早く亡くなってしまうと、大きな差損が発生する危険性があるのです。

また、生命保険会社は、将来の支払いの原資を確保するために、契約者から支払われた保険金を債券や不動産に投資して運用しているのですが、その際に非常に高い運用手数料をとっているとされます。事務作業の手数料や、新規募集の際に販売会社に支払う販売手数料なども含めると、**なんと20～30％もの手数料をとっている会社が多い**とされているのです。

ほとんどの生命保険会社は、これらの手数料がどれくらいの割合かを公表していません。しかし、ライフネット生命や変額個人年金保険などごく一部の生命保険会社・商品が手数料の割合を公表しており、その割合がおよそ2割であるため、情報を公開していない一般の生命保険会社の手数料割合はそれよりかなり高いと推測されるのです（週刊誌の匿名座談会の記事などでも、この点はよく指摘されています）。

これだけの手数料をとっていたら、加入者に有利な保険の設計には絶対なりません。

それならば、シンプルな定期型の生命保険などで最低限の保障を確保し、運用については自分で安全な対象に投資したほうがよほどお得だろう……と保険のプロたちは判断しているようなのです。私自身も、この意見に賛成です。

生命保険は、広範なリスクを一定程度カバーできる商品であり、必ずしも悪い選択肢ではないかもしれません。しかし利用者にとっては、必ずしもお得な商品でないということは、きちんと認識しておいたほうがいいのです。

図21 生命保険における保険金と保険料総支払額の逆転現象

保険期間 払込期間	●●●生命 生前給付型終身保険 2,500万円		●●●生命 生前給付型終身保険 3,000万円	
	月額保険料	総支払保険料	月額保険料	総支払保険料
【男性】 25歳	53,200円	22,344,000円	63,840円	26,812,800円
30歳	57,025円	23,950,500円	68,430円	28,740,600円
35歳	62,050円	26,061,000円	74,460円	31,273,200円
40歳	68,775円	28,885,500円	82,530円	34,662,600円
45歳	78,450円	32,949,000円	94,140円	39,538,800円
50歳	92,257円	38,755,500円	110,730円	46,506,600円

35歳以上で保険金額と総支払保険料の逆転現象が発生しています！

総支払額との逆転現象が起こっている

生命保険があまりお得な商品ではない証拠を、もうひとつ示しておきましょう。

上図は、本書の執筆時点で実際にある大手生命保険会社が販売している「生前給付型終身保険」の保険料について、加入時の年齢ごとに総支払額がどれくらいになるかを示したものです（男性の場合）。

死亡・高度障害の際の保険金額が2500万円の場合と、3000万円の場合を示しています。保険料払込期間は通常であれば35年、三大疾病《しっぺい》になると以後の保険料支払いが不要になるタイプの人気商品です。

この図を見ると、**加入時点での年齢が**

35歳を超えると、支払う保険料の総額が、いつかは得られる保険金の額を超えてしまうことが見てとれます。しかも、その超過支払額は加入時の年齢が上がるのに比例して増えていき、たとえば50歳での加入になると、３０００万円分の保障を得るために総額で４６５０万円以上も支払う、という本末転倒なことになってしまっています。

月額の保険料も高額で、たとえ若いうちに加入したとしても毎月５～６万円の保険料がかかります。さらに40代以上になれば、真剣に検討する価値があるのか怪しくなるほど、高額な保険料を毎月とられてしまいます。

現在は超低金利な状況が長く続いているため、各保険会社も運用でうまく資金を増やすことができていません。そのため、リスクの大部分と、保険会社自身の利益分を、そのまま保険の契約者に負担してもらっているような状況になっています。

そんな状態の生命保険、特に終身型の生命保険に入るのであれば、**ほかにもっと有利な選択肢があります**。第３章では、その「もっと有利な選択肢」について、詳しく解説していくことにしましょう。

第3章

レジデンシャル投資で「がん団信」に入るという新しい選択肢

1

「がん団信」という圧倒的に有利な保険がある！

すべてのリスクを一挙にカバーできる

ここまでの解説で、**がんにかかることの本当のリスクは、「発症後の収入減少」にこそある**と理解していただけたかと思います。

第3章では、この収入減少のリスクを、その他の治療費や遺族の生活費などのリスクとまとめてカバーできる、規格外の保険商品があることを紹介していきます。

ズバリ、その保険商品とは**「がん団信」**です。

保険会社ごとに特色のある「がん特約」がついた、「団体信用生命保険」のことを指す言葉です。安全な収益物件の購入と同時に、このがん団信へ加入することこそが、私が本書で強くお勧めするがんリスクの解決策、**「レジデンシャル投資」**です。

常に「団体割引」が効いた状態

ひとつずつ説明していきましょう。

まずは「**団体信用生命保険**」、略して「**団信**《だんしん》」です。

団信とは、不動産購入の際に金融機関でローンを利用する人が、死亡や高度障害、重篤《じゅうとく》な病気などで返済期間中にローンを返せない状態になってしまったとき、**その時点で、そこから先のローンを返済しなくてもよくなる**という保険商品です（保険会社が肩代わりすることで、ローンが完済されます）。保険の分類としては、定期型の生命保険の一種です。

図22　団体信用生命保険（団信）の仕組み

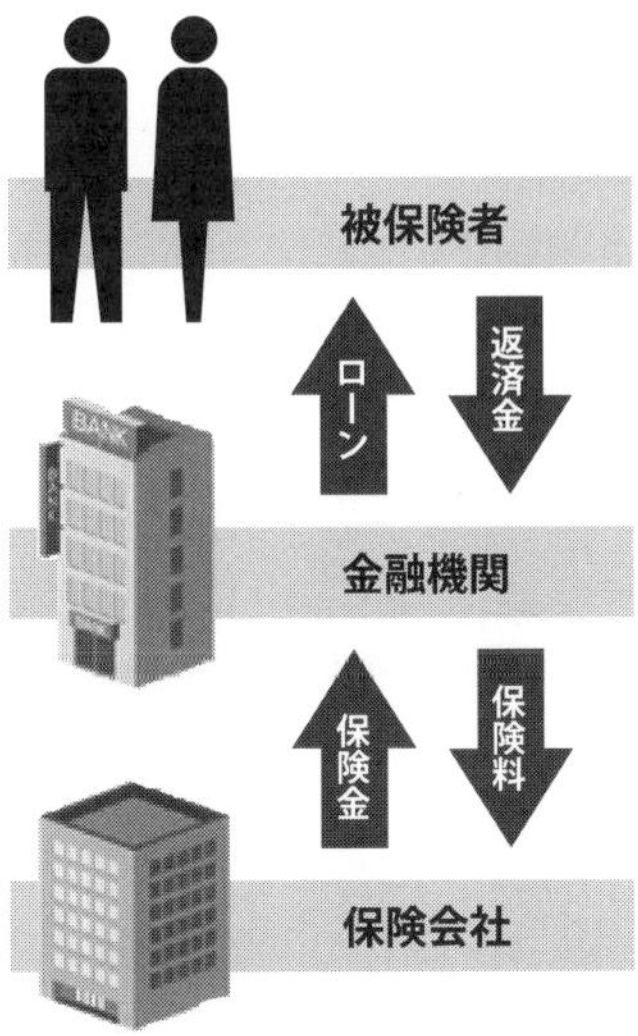

読者の方のなかには、住宅ローンを利用して、すでに自宅を購入している方も多いと思います。その自宅購入のときにも、ほとんどの方はこの団信への加入が必須条件になっていたはずです。

そして、団信の契約者は、ローン

を貸し出す金融機関です（前ページ図参照）。

銀行などの金融機関としては、ローンの返済が終わるまでに購入者が亡くなったり、障害を負って働けなくなってしまったら、そこで返済が滞ってしまい大変困ります。経済力の劣る遺族や家族に請求しても、きちんと返済される確率は高くありません。

そこで、金融機関が「団体」として保険に加入することで、万が一の場合の借り手の返済不能リスクをカバーしているのです。

ローンを借りる側からしても、**万が一の場合に遺族や家族に返済義務が移ることがなくなります**から、団信は大変ありがたい仕組みです。この団信によって安心できるからこそ、自宅の購入に踏み切れたという人も多いはずです。

なお、団信は契約者が金融機関ですから、保険料の支払いも金融機関が行います。ただしその負担分は、購入者がローンを借りる際の金利に上乗せされていますので、実質的には不動産の購入者が負うこととなります。

保険会社の負担が少ないから有利にできる

さてこの団信、**通常の生命保険に比べると、非常に有利な商品になっています**。

そもそも、通常の生命保険は個人が加入するものであるのに対し、団信は金融機関が「団体」として加入するものであるため、規模のメリットが働き、生命保険会社としても有利な条件の提示がしやすくなっています。いわば、**常に「団体割引」が効いているような状態**です。

また、一般的な生命保険では、保険期間中に保険会社が引き受けている保険金支払いのリスクが常に一定であるのに対し、**団信では時間が経つにつれてローンの返済が進み、保険会社が負う保険金の支払いリスクが低下していきます**。

この差が非常に大きいため、保険会社が利用者に対してかなり有利な条件を設定しても、十分に採算が合う、という事情があります（次ページ図参照）。

なお、通常の生命保険が定期型ではなく終身型の場合には、保険期間の上限がなくなるのですから、団信と比較した際の保険会社が負うリスクの差は、さらに大きなものとなります。

がんや生活習慣病の特約が標準でついている

そして、そうした有利な条件のひとつが、**恵まれた「がん特約」**です。

図 23　団信でのローン残債と、通常の生命保険での保障金額の推移

ローン残債に関する団信の保障の形（イメージ）

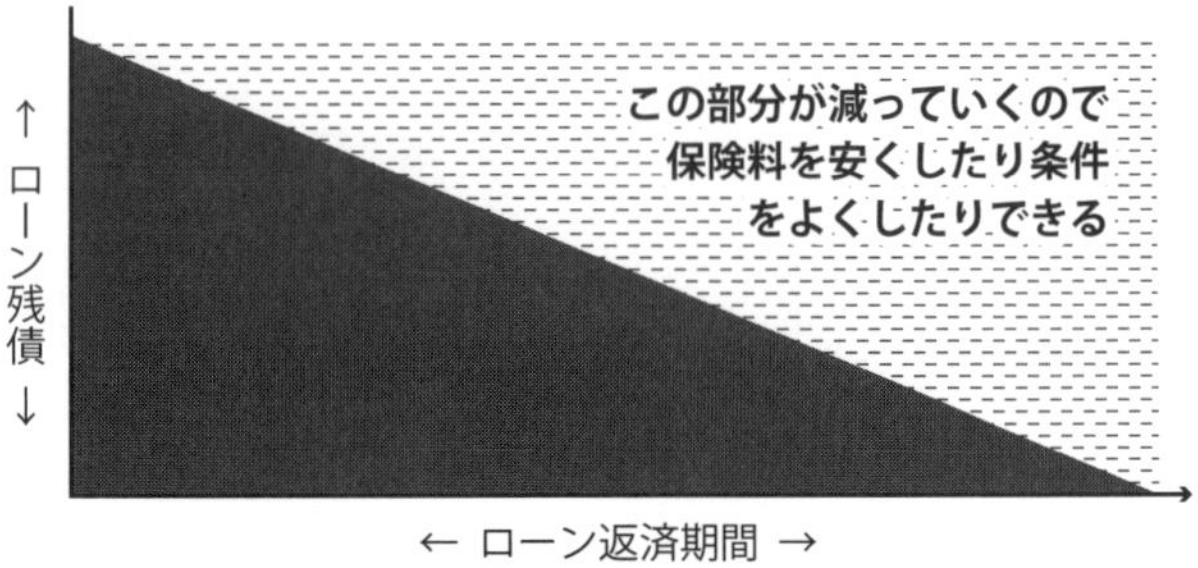

【団信の場合】
生命保険会社の引受リスク（保険金額）＝ローン残債
ローンの返済が進む（年数が経過する）ほどに引き受けリスクが下がる

生命保険［終身型］による保障の形（イメージ）

【一般的な生命保険の場合】
生命保険会社の引受リスク（保険金額）＝保険期間中は一定
加入時点から保険期間終了時点（終身型の場合は被保険者の死亡）まで
ずっと保障するため、団信に比べて保険料（掛金）は高くなる

がん特約は一般の生命保険にもつけられることが多いので、その仕組みはなんとなくわかっている、という方も多いと思います。

がんと診断されたら、死亡や高度障害でなくても以降の保険金の支払いが免除となったり、余命宣告を受けた場合には死亡前に保険金を受けとれたりするのが、一般の生命保険におけるがん特約です。がんと診断されたら、100万円程度の一時金を受けとれる場合もあります。

一方、**団信に付属しているがん特約は、がんと診断されると、それ以降のローンの返済が免除される**形になっています。たいていは、がんと診断されたときにも一時金を受けとれます。

大きな違いは、通常の生命保険ではがん特約はオプションで、加入するのに追加の保険料が発生することが一般的なのに対し、団信の場合には、標準で商品に組み込まれているので特に追加費用等は発生しないことです（通常の生命保険で、がん保険が標準的に組み込まれている商品もありますが、その場合には保険料が割高になっており、オプションでがん特約を選んだ場合と変わらないように設計されているのが一般的でしょう）。

また、**がん特約つき団信の場合は、収益不動産の購入が常にセットになっています**。

そのため、ローンの返済が免除されたあとは、物件からの家賃収入がフルに入ってくるようになるのも、断然有利なところです（この点については、詳しくは後述します）。

ちなみに、一般の生命保険と同じように、がんだけでなく脳卒中や心筋梗塞を含んだ三大疾病すべてをカバーするタイプの団信や、糖尿病や高血圧、腎疾患など十大生活習慣病をすべてをカバーするタイプの団信もあります。

ここでも、団信の場合にはこれらは標準的に商品に組み込まれているため、追加の保険料は原則として不要です。一般の生命保険の場合には、追加料金が必要か、標準的に組み込まれていても割高な保険料になっているケースが多いところが、大きく異なります。

2 メリット1 毎月の費用は安いのに保障内容は段違い

多くの家庭が毎月数万円の生命保険料を払っている

「がん特約のついた団信」について基礎的な理解ができたところで、この保険の多様なメリットを順に確認していきましょう。

まずは何よりも、**普通の生命保険よりずっと安いコストで、ずっと手厚い保障を得られる**、という点が最大のメリットです。

たとえば30歳男性が、次のような条件で一般の終身型生命保険に加入するとしましょう。

図 24　通常の生命保険での月額保険料の例

一般的な終身型生命保険の場合

〈試算条件〉
加入時年齢 ： 30 歳
性別 ： 男性
死亡保障 ： 60 歳までに死亡 ⇒ 3,000 万円、60 歳以降に死亡 ⇒ 50 万円
入院保障 ： 入院日額 ⇒ 5,000 円
年金保険 ： 60 歳から 10 年間、毎月 6 万円（年額 72 万円）

月額保険料　29,834 円　（年額 358,008円）

※保険料は 15 年後に月々 38,697 円に上昇します。
※本書執筆時点での保険料率による試算です。

・60歳まで3000万円の死亡保障
・入院日額5000円
・60歳以降は死亡保障を50万円にまで減額、代わりに年金型保険金を10年間、毎月6万円（年間72万円）受けとれるようにする

このとき、実際に販売されている保険商品を参考に月々の保険料を計算すると、上記のように2万9834円となります。

ここで示したのはごく一般的な商品構成ですから、読者のみなさんのなかにも、同じような内容で同じくらいの生命保険料を毎月支払っている、という人はかなりの割合でいるはずです。

ちなみにこの商品構成であれば、少なくともがんで亡くなってしまった場合の遺族の生活費リスクについては、きちんとカバーできているといえるでしょう。また、健康で長生きした場合に生じる老後の生活費不足のリスクについても、最低限の手当てはできているといえます。

ただし、がん発症後の年収減少のリスクには対応できていませんから、その部分については無防備なままです。もし被保険者ががんになってしまったら、働きながらがんの治療をしつつ、低下した年収で発症前の生活水準を維持したり、老後資金の準備をしたりしなければなりません。

また治療費のリスクについても、いちおう入院日額5000円の保障はつけていますが、それ以外の医療保険はつけていません。そのため、主に公的保障をあてにした保険の構成となっています。

もし、どうしても医療保険も必要という場合には、別に特約をつけるか、がん保険などに加入することになるでしょう。もちろん、これらは別途有料となります。

現金ではなく収益不動産が残される

この試算に対して、がん特約つきの団信ならば、月々のコストはいくらになるのでしょうか？　また、保障の内容はどのように変わるのでしょうか？

仕組みが異なるので（左図参照）、まったく同じ保障内容にすることはできないのですが、たとえばがん団信を利用するために物件価格２４３０万円、月々の家賃８・４万円のワンルームマンションを35年ローンを組んで購入するとします。計算を単純にするため、頭金は０円、物件価格や家賃収入の変動はないものと仮定してみます。

すると、仮にあなたががんなどで亡くなったとき、**遺族はその２４３０万円相当のワンルームマンションを、相続で手に入れる**ことになります。この不動産が、一般の生命保険における死亡保障金と同じ位置づけです。

また、この物件は収益物件であり、**家賃収入を生んでくれる不動産**です。がん団信が発動する前には、その家賃の大半はローンの返済に当てられて、支出と収入を相殺していました。しかし、団信が適用されてローンの残債が保険金で返済されたら、その後は家賃収入がそのまま遺族の手元に入ってくるようになります。

管理費や修繕積立金などは引き続き家賃と相殺する必要がありますが、**月々７万**

図25　レジデンシャル投資の基本的な仕組み

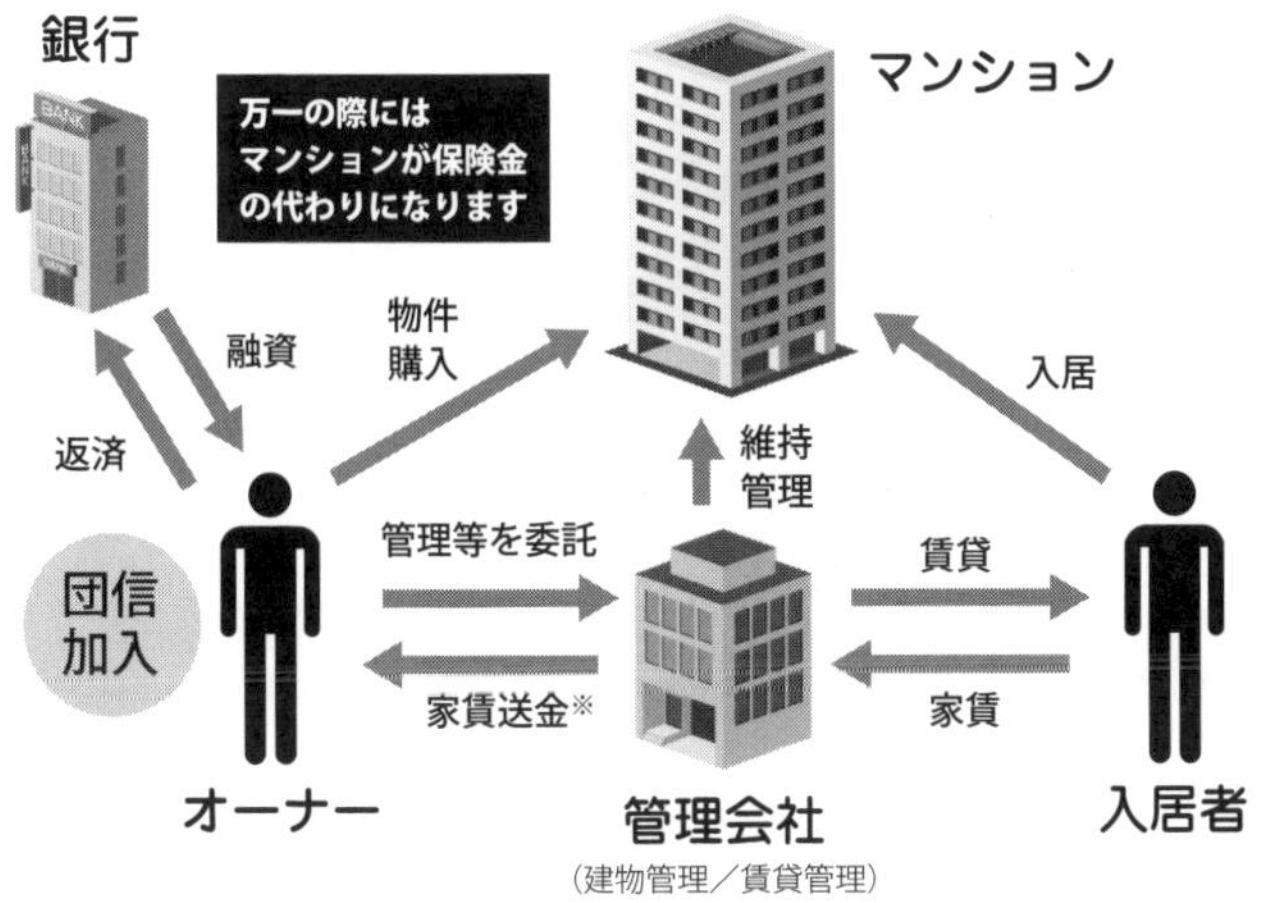

※家賃保証契約を結べば、空室時にも一定の家賃収入を確保することが可能です

円くらいの収入はラクに確保できるでしょう。これが、一般の生命保険における年金型保険金と同じ位置づけの保障となります。**遺族の生活費リスクもしっかりとカバーされる**のです。

しかも、この保障は一般の生命保険のように10年の期間限定ではなく、物件が存続している限りはずっと続きます。

死亡・高度障害でなくても支払われる

ここまでは、一般の生命保険とある程度は似通った保障内容ということもできるでしょう。しかし、がん団信の場合はここからが圧巻です。

まず、ローンを組んだ本人が亡くなったり、高度障害になったりしなくても、**がんと診断されただけでローンの残債が保険金と相殺されます**。ちなみに三大疾病型の場合には、脳卒中や心筋梗塞で入院期間が２ヶ月以上継続した場合にも、同様の扱いとなります。

がんを発症したらその時点から、遺族ではなく本人に、月々の家賃収入が入るようになるのです。**毎月７万円前後の家賃収入が、収益物件が存在するあいだずっと入ってきます**。発症後の年収減少リスクも、治療費のリスクも、さらには老後の生活費リスクまで、手厚くカバーできるでしょう。

また不幸にして闘病後に被保険者が亡くなってしまった場合でも、先ほど述べたように収益を生む不動産が遺族に相続されますから、引き続き遺族の生活費を助けることが可能です。

仮に**まとまったお金が必要になったら、物件を売ることもできます**。多少の上下はありますが、２４３０万円相当の金額を、被保険者が亡くなったときだけでなく所有者の任意のタイミングで入手できるので、一般の生命保険よりも自由度が高い保障といえるはずです。

図26　レジデンシャル投資における実質月額負担額の例

団体信用生命保険に加入した場合

〈試算条件〉
購入時年齢：30歳
性別：男性
ローン返済期間：35年　頭金：なし
死亡保障：2,430万円（60歳以降も）
就業不能保険：働けなくなってから毎月約70,000円（期間の制限なし）
年金保険：年額およそ84万円（終身）
※経済・社会情勢により家賃額や物件価格などが変わればその分保障内容も変わります。
※保険会社によっても保障内容は異なります。

月額実質負担額　約1.1万円　（年額13.2万円）

保障は手厚く、コストは安く

こうした手厚い保障内容となる「がん団信」を使った「レジデンシャル投資」のコストをざっと試算すると、**月々、およそ1・1万円の自己負担で、十分にこれだけの保障を手にできる**、という計算になります（上図参照）。

似通った保障内容である一般的な生命保険の、なんとおよそ3分の1の負担額です！

月々のコストはずっと安くすむのに、保障内容は段違いに有利。これこそが、がん団信を利用する最大のメリットです。

3

メリット2

診断だけで返済免除だから該当する可能性はかなり高い

一部のがんは対象外

前項でも少し触れましたが、「がん団信」ではがんの診断が出た時点で、その後のローン支払いが肩代わりされます。

より具体的にいうと、第1章で詳述した「ステージ0」に該当する「**上皮内新生物**」と、**悪性黒色腫（メラノーマ）以外の皮膚がん**でなければ、たとえ初期のがんであっても原則としてローン支払い免除の対象となります。

上皮内新生物とは、上皮組織の内部だけにがん細胞がとどまっている状態で、いわゆる「良性腫瘍」と呼ばれるものです（左図参照）。この段階で切除など適切な治療を行えば、転移する可能性はほとんどなく、ほぼ完治するとされています。

図27 保険における「上皮内新生物」と「がん」の違い

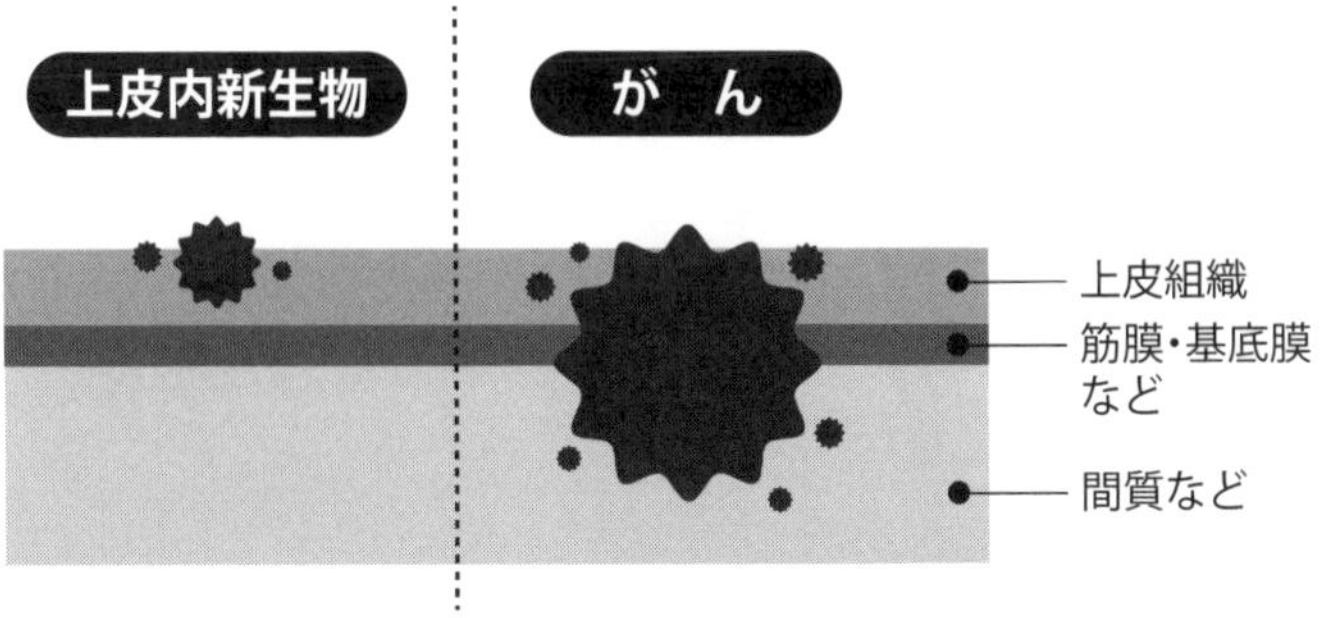

同じく、悪性黒色腫以外の皮膚がんも、ごく一部の例外を除いて5年相対生存率が95％を超えている「治るがん」の代表格です。こちらも初期のうちに対応すれば転移することは少ないとされ、また発生場所から目で直接観察できるので、早い段階での受診につながるケースがほとんどです。

がん団信ではこのふたつの例外を除いて、がんだと診断されたら、その時点からローンの返済が免除されるのです（肝臓がんなど一部のがんの場合は、判断基準が微妙に異なることもあります）。

誰もががんになる可能性があるからこそ

本書のカバーにも示したように、「がんは、万が一じゃなく2分の1」です。2人に1人は生涯に一度はがんになる可能性がありますから、**実際にロー**

ンの支払免除を受けられる可能性は、それなりに高いと考えられるでしょう。

しかも、これも前述したように、いまではがんを初期段階のうちに発見できれば9割以上の人が生き延びられます。進行がんを含んだがん全体で見ても、告知された人の6割以上は実際に生還しています。ローンの支払免除を受けたうえに、がんからも生還する、という可能性は無視できないほど高いといえるのではないでしょうか？

たとえば、2019年初頭に舌がんや食道がんにかかったことを公表し、社会的に話題になった女優の堀ちえみさんも、適切な治療を受けたことで、まだ経過観察中とはいえ見事に生還されています。最近のブログでは、主治医の先生から「がんはもはや治る時代なのです」と言われたことも公表されていました。

もちろん、このようにがんから見事生還したとしても、いったん免除されたローンの支払いが復活するようなことはありません。

実際にがんを発症するのはかなり高齢になってからの場合が多いので、発がんの時点でローンの返済が終わっていればこのメリットは享受できませんが、これは、かなり勝率の高い賭けだといえるでしょう。

特に、いわゆる「がん家系」に属する人では、これまでデメリットにしかならなかった遺伝的な特徴が、むしろプラスの要素になる可能性すらあります。

メリットを享受できるラインがまったく異なる

一方で、従来の生命保険では、原則的には被保険者が亡くなるか、重度の障害を負わなければ保険金は手にできません。

余命宣告を受けたときに限って、生前から保険金を受けとれる商品や特約もありますが、この場合はかなりがんが進行している状況です。その状況から健康を完全にとり戻すのは、なかなか難しいのが現実でしょう。がんが進行した状態で大金を受けとっても、できることは限られています。

初期のがんであっても返済免除のメリットを享受でき、さらに病気から回復したとしても、返済義務が復活するわけではないがん団信に比べれば、**一般の生命保険の条件は、どうしても見劣りしてしまう**のです。

4

メリット3

非常に長期にわたって発症後の年収減少を補える

60〜90年間は家賃収入が見込める

がん団信を利用したレジデンシャル投資では、**ほかの手段では十分にカバーできないがん発症後の年収減少を、非常に長期間にわたってカバーできる**、というメリットもあります。

がん団信を利用するために購入する収益物件は、当然ですが不動産です。そのため、株やFXのポジションのように、すぐに価値が変わるものではありません。価格の変動がないわけではありませんが、他の資産に比べてもその変動ペースはゆっくりです。

また、実物資産ですから実際に土地や建物が存在し、**その物件が存在する以上は安定的に家賃収入を生んでくれる、安心・安全な資産**だといえます。

たとえば、最近建てられたマンションであれば、一般に最低でも60年、場合によっては90年程度は大きな問題なく利用できると考えられています。ということは、仮にがんを発症して年収が低下することになったとしても、事前にレジデンシャル投資をしていれば、保有物件からの家賃収入が最低でも60年以上はあてにできるということです。**年収減少を恐れる必要は、まったくなくなる**でしょう。

公的保障との併用も可能

もちろん、がん団信によってローンの返済免除を受けていても、条件さえ合致すれば公的な傷病手当金制度や障害年金などを併用できます。発症後、半年〜1年半程度の**短期的な年収減少に関しては、さらに手厚い保障態勢を準備できる**ということです。

また、そうしてがん発症後の年収減少のリスクをカバーできていれば、今後の長い老後期間の生活費リスクについても、しっかり準備できるようになります。

がん団信を使うレジデンシャル投資は、がんにまつわるあらゆる経済的な不安を払《ふっ》拭《しょく》できる方法だ、といっても決して過言ではないのです。

5 「がん団信」には不動産投資ローンを使うことで加入できる

住宅ローンでも加入できるがメリットは限定的

では、こうした手厚い保障を有利に得られるがん団信に加入するには、一体どうすればいいのでしょう？

見出しでも示しているとおり、**がん団信への加入には不動産投資ローンの組成が必要**です。つまり、銀行などの金融機関から資金を借りて、なんらかの収益不動産を購入する必要があります。ここまでに示してきた各種の保障を手に入れたいのであれば、不動産投資ローンを組むときに、金融機関が用意している団信に被保険者として加入するのが唯一の方法なのです。

厳密にいえば、マイホーム購入時の住宅ローン組成時にも、同じ「がん団信」に加入することができます。ただこの場合には、保有物件からの家賃収入を手にすることはできません。

そのため、**投資用の収益不動産を対象にした不動産投資ローンを組むほうが、断然有利**です。

不動産投資ローンのほうがメリット大

住宅ローンは、誰もが持っている「信用」という資産と、購入対象である不動産そのものの価値を担保に、普通なら賄うことができない金額の自宅物件を購入できるようにしています。

このとき、同時に団信に加入することで、金融機関側は万一の場合における返済の保証を、**購入者側は万一の場合の「家」の安定的存続**というメリットを手にします。

レジデンシャル投資も、基本的な仕組みはこれとまったく同じです。

みなさんの誰もが持っている「信用」と、購入対象である不動産そのものの価値を担保に、それなりの金額である目当ての収益不動産を購入します。そして、購入時に

図28　住宅ローンでの団信利用と、レジデンシャル投資での団信利用の比較

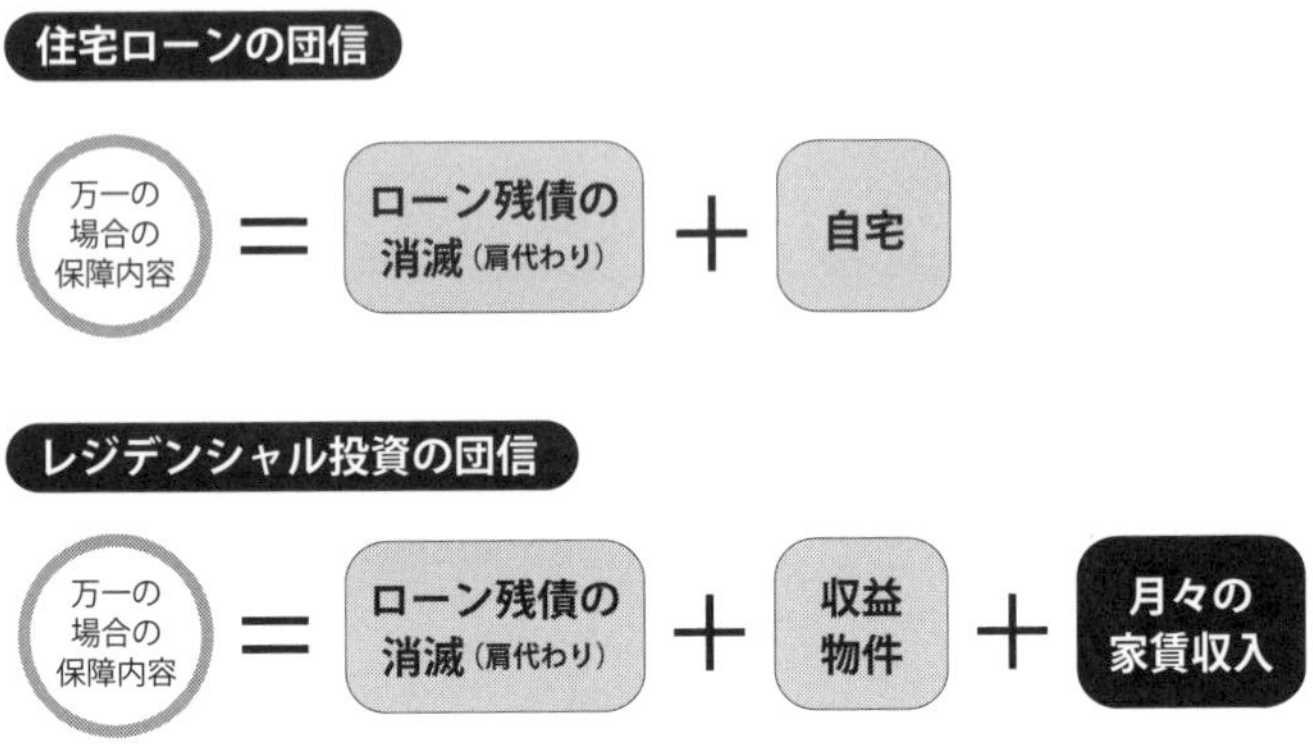

団信に加入することで、金融機関側は万一の場合の返済の保証を、**購入者側は万一の場合にローンのなくなった収益物件**を手にします。

このとき、得られるリターンは、レジデンシャル投資のほうが段違いに大きなものになります。

「信用」を使わないのはもったいない！

マイホームの住宅ローンに付随するがん団信の場合には、残された「家」はその後、新しい収益を生むことはありません。基本的には**衣食住の「住」だけは、なんとか確保できる**、というレベルの話にすぎません。

ところが、一方のレジデンシャル投資であれば、同じ仕組みを利用しているのに、残される

のは収益不動産です。物件には住人が入り、月々の家賃を払ってくれますから、**その後、長期間にわたって家賃収入が発生し続け、発症した本人の治療費や、本人あるいは遺族・家族の生活費、さらには老後の生活費などをサポートしてくれます**（右図参照）。得られるものがずっと多いのです。

どうせなら、みなさんが持っている「信用」という〝眠れる無形資産〟を、「お金を生んでくれる実物資産」に変えてしまいましょう！

そのうえで、収益不動産が持つ「毎月、お金を生んでくれる」という特性を利用し、「がん発症後の収入減少リスク」という、いまだほとんどの人が放置しているリスクや、「老後に不足する生活費のリスク」などを総合的にカバーする〝保険〟を自らつくろうというのが、「がん団信」を使ったレジデンシャル投資の基本的な考え方です。

6 投資対象を優良物件に限定することでリスクは最小限に

不祥事のニュースに惑わされない

とはいえ、不動産投資といえば、最近では「かぼちゃの馬車」の破綻や「TATERU」「レオパレス」などの不祥事のニュースばかりが流れており、いい話を聞かないので心配になる、という方も多いと思います。

確かに、いまこれらの企業が手がけていた**アパート投資には、猛烈な逆風が吹いています**。個人的にも、いまからこの種の収益物件への投資を手がけるのは、とてもお勧めできるものではありません。

あるいは、少子化と人口減少など賃貸需要への不安を理由として、いまは投資すべきタイミングではない、と考える人もいるかもしれません。

しかしこういう方には、**投資対象の物件をしっかり選びさえすれば、これらのリスクは最低限に抑えられる**、ということも認識してほしいと思います。

具体的には、**東京圏の新築、あるいは築後数年程度の「築浅中古」のワンルームマンション**です。投資対象をこの種類の収益物件に限れば、先ほど述べたようなリスク要因をきっちりと押さえ込み、安全で安定的な運用ができるのです。

ますます人口集中する東京圏なら将来も安心

たとえば**少子化や人口減少によって、賃貸物件への需要が減ってしまうリスクに対しては、東京圏に投資対象を限定することでおおむね対応可能**です。

全国レベルでの人口減少は、実際に大問題になっていて、地方の賃貸物件への需要はどこでも大きく減少しています。郊外地域ではその傾向はさらに顕著で、十数年後には壊滅的なレベルになっていたとしても、私はまったく驚きません。

加えて、賃貸物件への需要が比較的高い地方の大都市部においても、人口減少の影響は大きく、日本の三大都市圏である**名古屋圏や大阪圏においてさえ、流出する人口が流入する人口を上回っている状況が長年続いている**のが現状です（次ページ図参照）。

図29　3大都市圏の転入超過数の推移（日本人移動者）1954～2018年

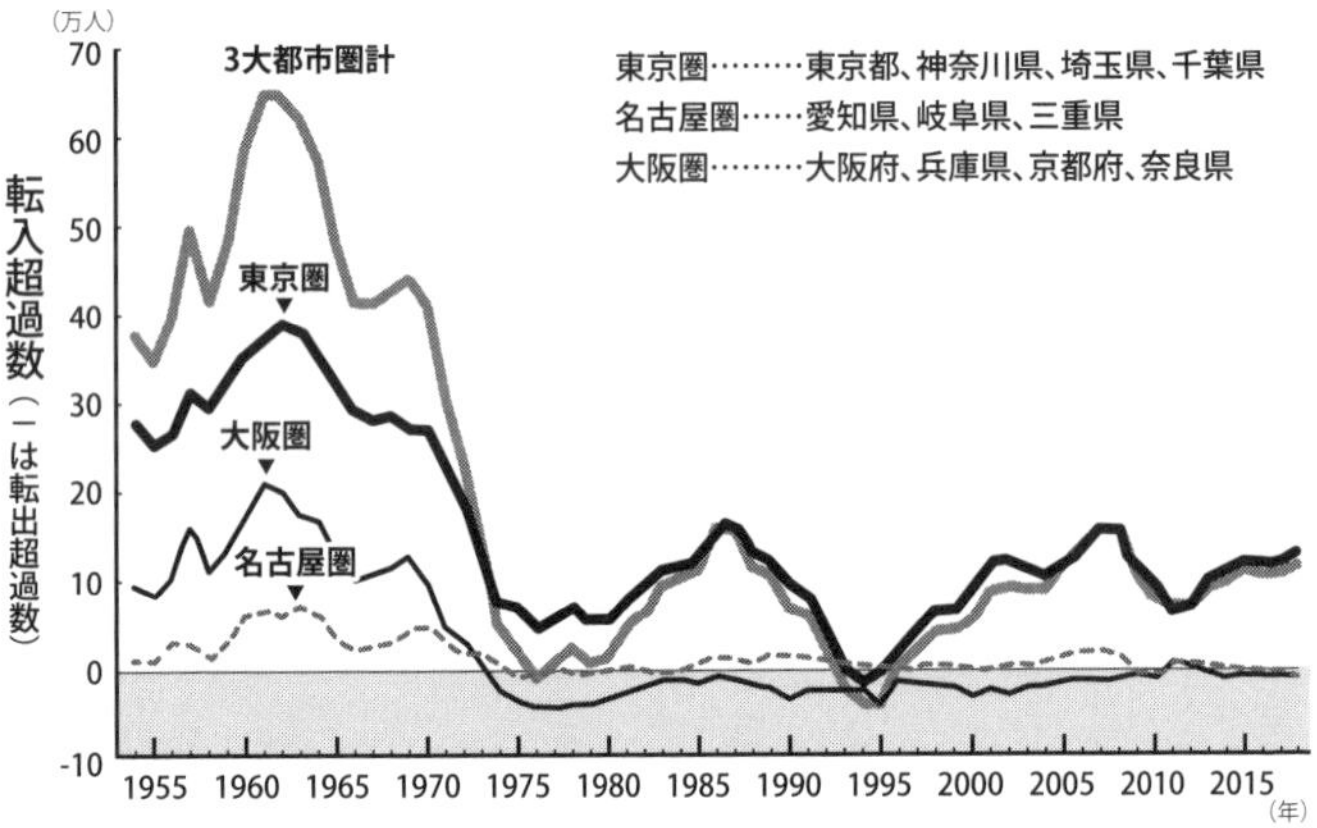

出典：総務省「住民基本台帳人口移動報告 2018年結果」2019年より作図

では、その地方から流出した人口はどこに向かっているのか？

答えは、東京圏です。**東京を中心とした東京圏は、全国的な人口減少の波のなかでも過去数十年間、一貫して流入人口超過の状態を維持してきました**（同じく上図参照）。

いまでも人口が増え続けており、都市圏の規模としては世界でも断トツのトップを誇っています（国連データによる）。

さらに、リゾート地の沖縄や名古屋圏の一部の工場地帯などを除けば、全国でほぼ唯一、今後50年程度の長期スパンで考えても人口が増え続けると予想される、と国土交通省の発表した人口予測データで示されています（左上図参照）。

図30　国土の長期展望

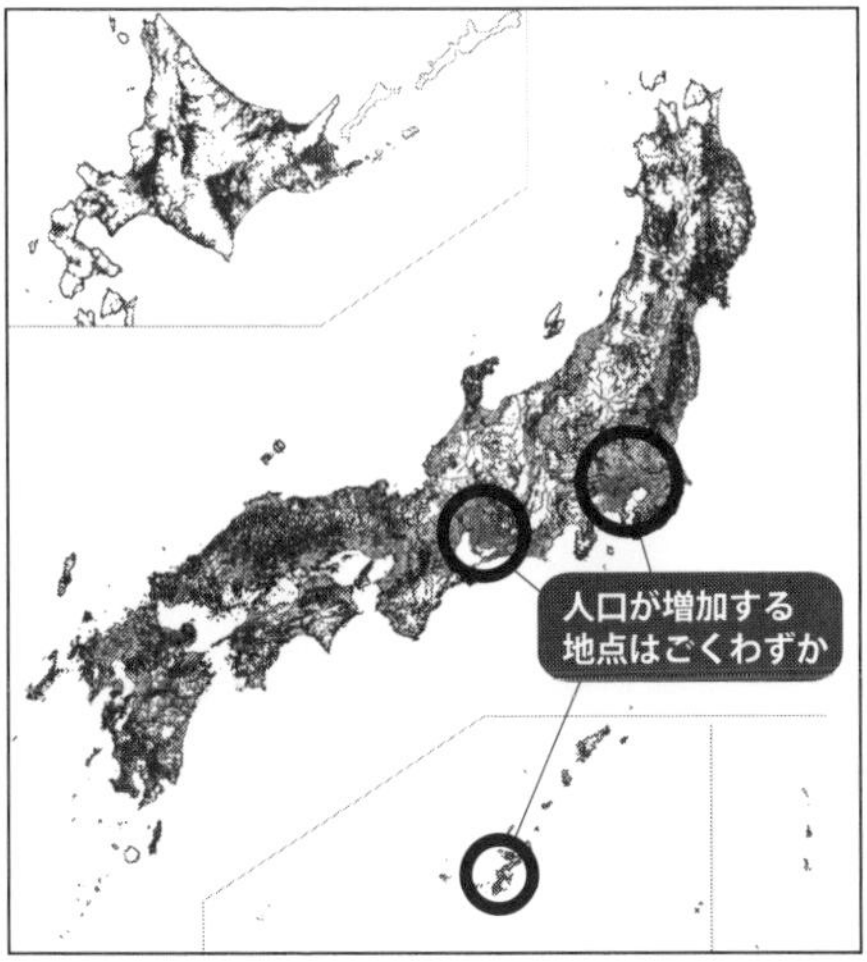

◀2005年を100とした場合の2050年の人口増減状況

国土交通省が、約1㎞平方ごとの予想人口増減率を算出したもの。

6割以上の地点で、現在の半分以下にまで人口が減少する。

増加する地点は全体の1.9%にすぎない

出典：国土交通省「『国土の長期展望』中間とりまとめ」平成23年

賃貸物件に入居することが多い学生や若手の社会人、外国人、ひとり暮らしの高齢者などの単身世帯者の数も際立って多く、これらの潜在的な入居者を引きつける**教育機関や企業の本社・大規模な支社、娯楽産業を含む都市機能などについても、国内で東京圏以上に抱えている地域はありません**（次ページ図参照）。

投資対象をこうした東京圏の物件に限定することで、人口減少のリスクについてはほとんど心配する必要がなくなるのです。

そして人口減少のリスクがほとんどないということは、**家賃の下落リスク**

図31　上場企業の本社所在地

地域別	域内に本社を置く上場企業数	割　合
北海道・東北	95社	26.26%
東京都	**1,891社**	**52.28%**
東京都以外の関東	**301社**	**8.32%**
中部・北陸	451社	12.47%
近畿	632社	17.47%
中国・四国	127社	3.51%
九州・沖縄	120社	3.32%
合計	3,617社	100.0%

出典：ロードサイト熊本「上場企業LIST」2019年7月時点のデータをもとに作成

東京都内に本社を置く上場企業は1,891社で、全上場企業の半数以上！

も大きく軽減される、ということでもあります。

アパートとは状況がまったく異なる

何かと逆風が吹いているアパートではなく、マンションを投資対象にすることも、人口減少に伴う賃貸需要減少に対抗できる有効な打ち手となります。

アパートでは、基本的には物件を建てるための土地が必要です。東京圏の都市部では、アパートを建てられるほどの土地が便利な立地に出てくることはほとんどありませんから、必然的に地方や郊外で、立地がイマイチな場所に建てることが多くなります。そうなると、人口減少の悪影響をまともに受けてしまう危険性があります。

また、アパートは一棟まとめて取引されるタイプの不動産ですから、建てたり購入したりする際に必要となる金額も、かなり大きなものになります。通常、都市部では1億円を下回ることはあまりありません。安くても5000〜8000万円くらいの買い物となります。

そのため、**そもそも不動産投資ローンを組んで、アパートを買える人があまりいない**のです。不祥事続きで、金融機関の融資態度が硬化している現在では、実際に買えるのはかなりの資産家の方に限られてくるでしょう。

マンションであれば、こうしたデメリットはありません。

マンション、特にマイホーム用ではない投資用のワンルームマンションは、そもそも賃貸需要の少ない地方や郊外にはあまり建てられません。都市部で、最寄り駅から徒歩何分以内かが重要視されるタイプの物件ですから、必然的に**都市部の好立地の場所に建てられる**ことになります。

そのなかでも、人口流入が続いて住民が増えている東京圏のマンションだけを投資対象に選ぶことで、人口減少による賃貸需要低下のリスクをほぼ完璧にクリアできる、というわけです。

マンションであれば、わずらわしい管理業務については管理会社に一任するのが原則ですから、何かと大家さんの関与が必要となるアパートに比べて、**手間いらずに投資できる**メリットもあります。

加えて女性の入居者が特に重視する**セキュリティの面でも、アパートに比べてずっと強固**です。

長期間、安定して利益を生んでくれることが大切だから

また、投資対象を中古物件ではなく新築か築浅中古に限定するのは、レジデンシャル投資で主目的にする**がんや長生きリスクに対する各種の保障を、より長期間にわたって確保するため**です。

中古物件では、当然ながら築後何十年も経っている物件がほとんどです。収益物件が生み出してくれる家賃収入は、どうしても経年に伴って多少は低下していきますか

図 32　最近の新築マンション設備の例（Life&Style 株式会社 事例）

※家具はイメージです

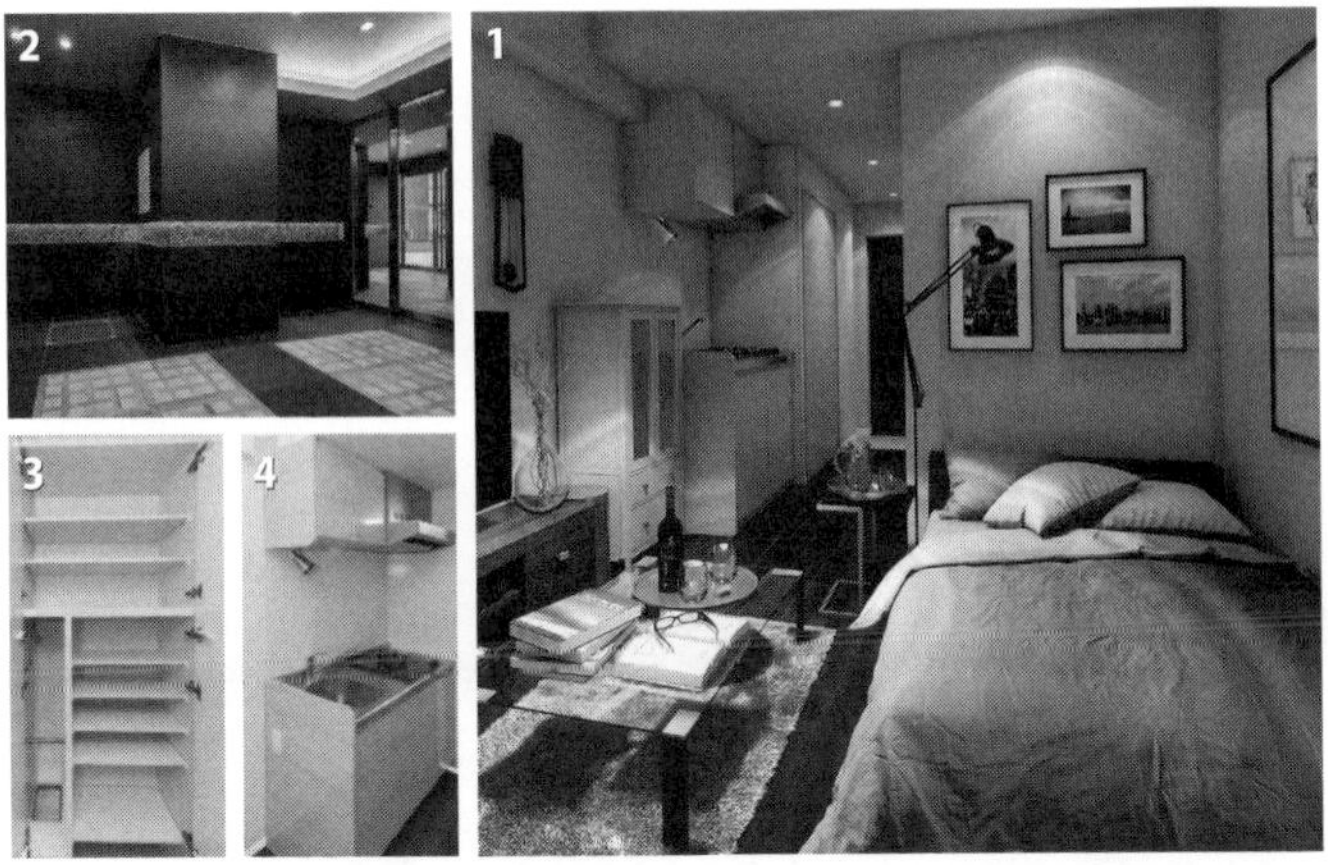

1 ワンルームでも快適な住空間を実現／2 上質感のあるエントランスはオートロック完備／3 必要な収納スペースをしっかり確保（参考写真）／4 キッチンにはシングルレバー混合水栓、ホーローキッチンパネル、耐震ラッチつき吊り戸棚、整流板つきレンジフード、ホーロートップ2口コンロなどを備え機能的

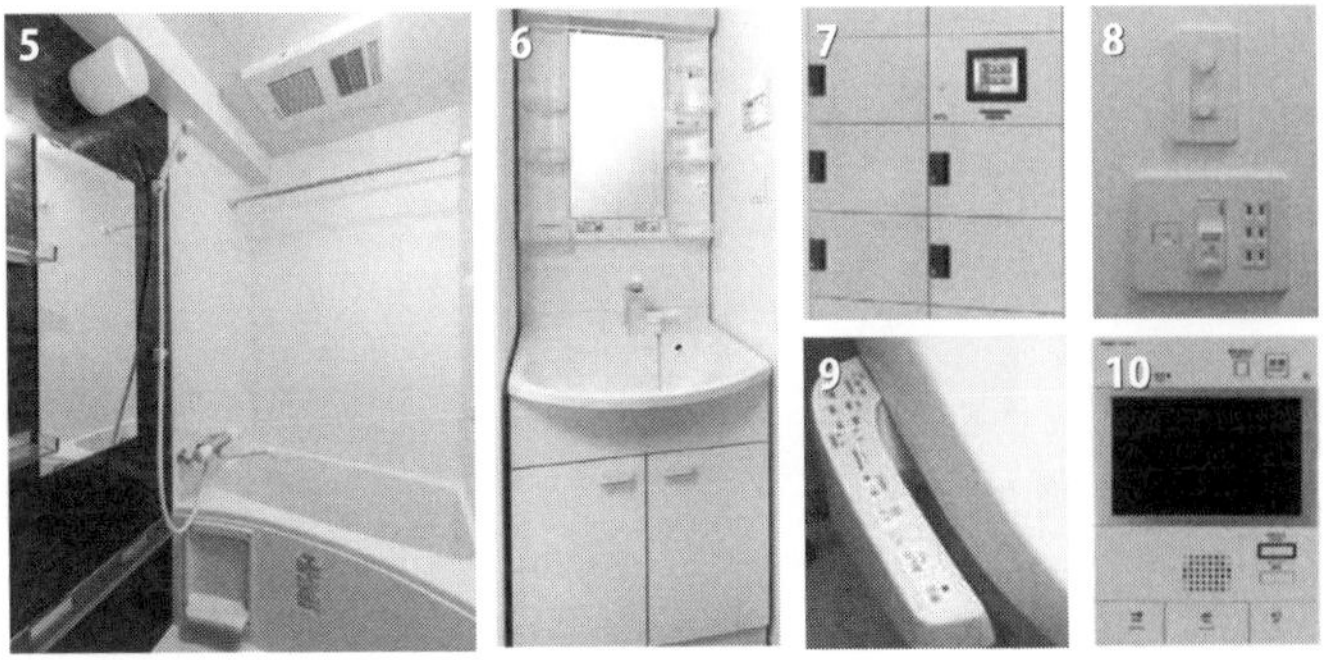

5 24時間換気機能つき浴室暖房乾燥機、イージードライフロア、フィットラインバス、サーモスタット式のシャワー水栓などを備えたスタイリッシュな浴室／6 パウダールームには、シングルレバーシャワー水栓や一体型ボウルを備えた洗面台も／7 宅配ボックス完備で不在時にも荷物が受けとれる／8 マルチメディアコンセントには追加費用ナシで利用可能な室内Wi-Fi端末も標準装備／9 トイレには温水シャワー機能つきで節水仕様の便座／10 カラーモニターつきハンズフリーインターホンを標準装備

ら、築古の中古物件では年収減少や治療費、あるいは老後や遺族の生活費をきちんと補えるだけの家賃収入を得られない場合が少なくありません。

特に、現在は「人生100年時代」ともいわれるほどに平均寿命が延びていますから、これまで以上に長くなる老後の生活費を補てんすることまで視野に入れるのであれば、家賃収入を得られる期間をより長くとれる、新築や築浅中古の物件に投資対象を絞るほうが賢明なのです。

設備や建築技術などの面でも、ここ最近のマンションが到達している品質は非常に高いものがあるため、新築や築浅中古の物件に比べると、中古物件はどうしても見劣りしてしまい、それが入居率の低下につながりやすい、という側面もあります（前ページ図参照）。

これらさまざまな要因を総合的に勘案すると、**がん団信を使ったレジデンシャル投資では、東京圏の新築、あるいは築浅中古のワンルームマンションこそが、投資対象としてふさわしい**という結論になります。

7 毎月の支出額や将来の収入額も自由自在に調整可能！

従来の生命保険を解約するという選択肢もある

不動産投資ということで、大きな金額の収益不動産を購入することを不安に思う方もいるでしょう。実際、投資対象となる東京圏の新築・築浅中古のワンルームマンションとなると、**総額としては2500～3500万円くらいの購入金額**となってきます。

ただ、これはあくまでも物件の総額であって、**毎月の支出額がそれほど大きな金額になるわけではありません**。

実際にはローンの返済や管理費などの経費と、家賃収入を相殺することになるため、**月々の支払額は従来の生命保険とあまり変わらないくらいの金額に抑えられます**。それだけの支出で、生命保険よりもずっと手厚い保障を手にできるのです。

また、全体としての保障をどの程度にするかはみなさん次第ですが、レジデンシャル投資のがん団信による保障を得られるので、**従来、加入していた一般の生命保険を解約し、その分の資金をレジデンシャル投資の月々の支払いに当てる**、という選択をする方も多くいらっしゃいます。

頭金を入れると一気に変わる

もちろん**購入時点で相当金額の頭金を入れる**ことで、その後の月々の支払額を調整することもできます。途中で資金に余裕ができてきたら、**借りている金額の一部を繰り上げ返済する**ことで、月々の支払額を事後的に調整することも可能です。さらには**返済期間を通常より長くとる**ことで、月々の支払額を下げることもできます。

ここではまず、このうちの「頭金を入れる」場合に、月々の支払額がどのように変化するかを例示しておきましょう。

左のふたつの収支モデルは、物件価格2430万円、毎月の家賃額8万4000円の同じ物件を、返済期間35年のローンで購入する場合に、頭金の額で月々の支払額がどのように変化するかを示したものです。この例では、頭金を500万円出す場合と、

図 33　マンション投資の収支モデル①

以下の条件で試算：
・物件価格：2,430万円、頭金500万円、家賃収入：8.4万円
・ローン支払い年数：35年、金利：1.85%（優遇）

収入		支出		収支
84,000円	−	合計77,578円	＝	+6,422円／月
		ローン返済　62,458円		
		家賃保証料　6,720円		
		管理費　6,900円		
		修繕積立金　1,500円		

月々の収入	年間の収入	10年間の収入
6,422円	77,064円	770,640円

※固定資産税などの租税公課、物価変動、購入時の諸経費は加味していません
※ローンの返済額は変動させないものとして計算しています

図 34　マンション投資の収支モデル②

以下の条件で試算：
・物件価格：2,430万円、頭金：1,000万円、家賃収入：8.4万円
・ローン支払い年数：35年、金利：1.75%（優遇）

収入		支出		収支
84,000円	−	合計60,676円	＝	+23,324円／月
		ローン返済　45,556円		
		家賃保証料　6,720円		
		管理費　6,900円		
		修繕積立金　1,500円		

月々の収入	年間の収入	10年間の収入
23,324円	279,888円	2,798,880円

※固定資産税などの租税公課、物価変動、購入時の諸経費は加味していません
※ローンの返済額は変動させないものとして計算しています

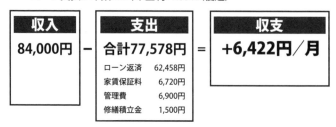

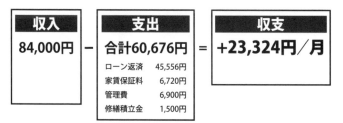

1000万円出す場合とを比較しています。なお、このローン商品では物件価格に占める頭金額の割合によって優遇利率が決まるため、金利は変動しています。

さらに同じ物件、頭金の額で、ローンの借入期間だけを45年に延長した場合のシミュレーションが左のふたつの収益モデルです。

こうして細かく確認すると、そもそも**ローン返済のほとんどは物件自体が生み出す家賃収入で相殺できるので、実際には大きな支出にはまずならない**ことがよくわかると思います。

また、**月々の支出をなくして逆にプラスの収支にしたり、頭金の額によっては大幅なプラスにすることさえ可能**なことも見てとれると思います。

通常の生命保険よりずっと有利で手厚い保障を、毎月ちょっとしたお小遣いをもらいながら享受する、という嘘みたいな状況さえ自由につくれるのです。

もし、運用せずに定期預金にして眠らせているだけの資金があるような場合には、それを物件購入時の頭金として利用するという選択は、決して悪くないのではないでしょうか？

図35　マンション投資の収支モデル③

以下の条件で試算：
・物件価格：2,430万円、頭金500万円、家賃収入：8.4万円
・ローン支払い年数：45年、金利：1.85%（優遇）

収入		支出		収支
84,000円	−	合計67,804円	=	+16,196円／月
		ローン返済　52,684円		
		家賃保証料　6,720円		
		管理費　6,900円		
		修繕積立金　1,500円		

月々の収入	年間の収入	10年間の収入
16,196円	194,352円	1,943,520円

※固定資産税などの租税公課、物価変動、購入時の諸経費は加味していません
※ローンの返済額は変動させないものとして計算しています

図36　マンション投資の収支モデル④

以下の条件で試算：
・物件価格：2,430万円、頭金：1,000万円、家賃収入：8.4万円
・ローン支払い年数：45年、金利：1.75%（優遇）

収入		支出		収支
84,000円	−	合計53,401円	=	+30,599円／月
		ローン返済　38,281円		
		家賃保証料　6,720円		
		管理費　6,900円		
		修繕積立金　1,500円		

月々の収入	年間の収入	10年間の収入
30,599円	367,188円	3,671,880円

※固定資産税などの租税公課、物価変動、購入時の諸経費は加味していません
※ローンの返済額は変動させないものとして計算しています

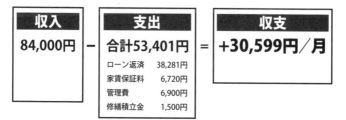

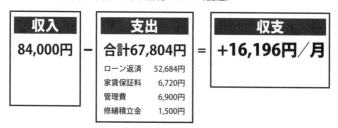

複数戸の一括購入も十分可能

さらにいえば、レジデンシャル投資ではこのように収支のバランスを自在に調整することが可能なので、定職に就いていて収入額が多いなど、本人の「信用」が大きいときには、**一度に複数の物件を購入してしまうという「荒業」さえ実行可能**です。

1戸数千万円のワンルームマンションを一度に何戸も購入するなどというと、1億円を超えることもある話になりますので、多くの人は一瞬気後れしてしまいます。

しかし、それぞれの物件での月々の収支は、それほど大きな金額にはならないことを思い出してください。金融機関からのローンさえ出るのであれば、実は**一度に2～4戸程度を購入しても月々の負担はあまり変わらず、「普通の人」でも十分購入できることが多い**のです。

もちろん、頭金を入れたり返済期間を延長したりすれば、合計の収支をプラスにすることも不可能ではありません。

さらには、こうした複数物件の購入と繰り上げ返済とを組み合わせることで、がんにならなくても早い段階から、それなりの金額の家賃収入を毎月手にしたり、老後の

図37　複数物件購入と繰り上げ返済で月々30万円の収入プラン

以下の条件で試算：
・月額家賃－ローン返済以外の諸経費＝7.5万円の物件を4戸購入
・年収1,000万円の方が、老後に向けて月々30万円の収入を得ることを狙う

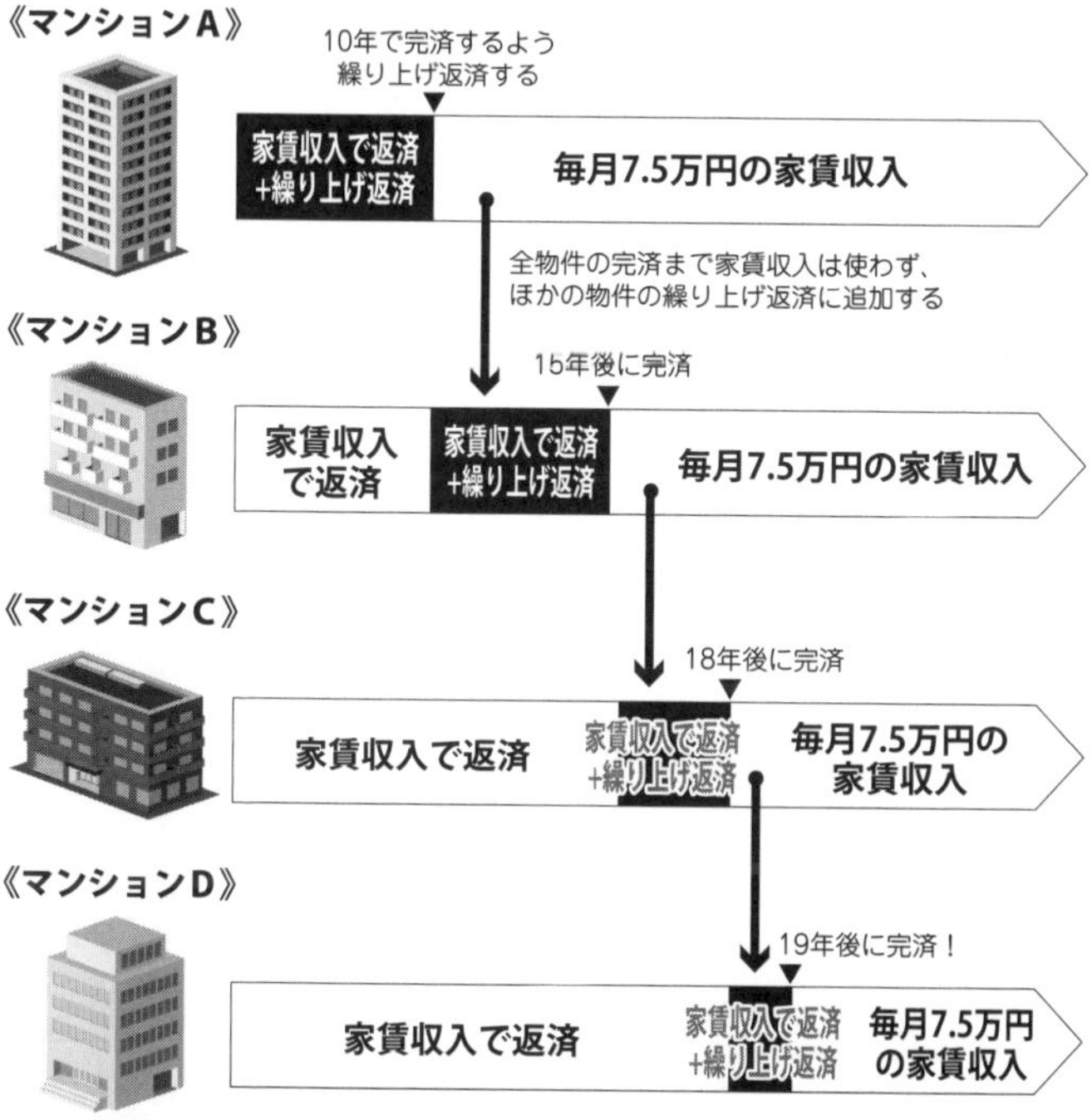

4戸すべてのローン残債がなくなった段階で、
毎月30万円の家賃収入が確保できる！

※最後の物件はあえて完済せず、団信の生命保険効果を生かしてもOK

※固定資産税などの租税公課、物価変動、購入時の諸経費は加味していません

資金不足への対応をより手厚いものにしたりするなど、多様な選択肢から状況に応じて自由に方針を調整することも可能になります（前ページ図参照）。

たとえば前ページの図は、家賃収入と繰り上げ返済を組み合わせて、わずか19年のうちに毎月30万円もの安定収入を現実にする方法を図示したものですが、この図の途中で繰り上げ返済を止めることで、好みやそのときの都合に合わせて、毎月の安定収入の額を調整することも可能です。

実際に私の会社では、こうした大きなメリットを認識して、複数物件の同時購入の選択をするお客さまも、かなりの割合でいらっしゃいます。必ずそうしなければならないわけではまったくありませんが、そのような選択肢もあることは、みなさんもぜひ、念頭に置いておいていただけたらと思います。

第4章

一生がんにならなかったら？
そのときは「安心で豊かな老後」が待っています！

1 勝手に返済が進むから無理のない資産形成ができる

病気にならなくてもメリットはたくさん！

ここまで、レジデンシャル投資でがん団信に加入することで、がんにかかることのさまざまなリスクをきちんとカバーできる、と詳しく解説してきました。

ただそうなると、「もしもがんにかからなかった場合には、無駄な支出になってしまうのではないか？」という疑問を持つ方もいるかと思います。

――もちろん、そんなことはありません。

たとえがんにかからなくても、がん団信とレジデンシャル投資には大きなメリットがいくつも存在しますから、その心配は無用なのです。

定年後の生活費の補てんにちょうど良い

たとえばメリットのひとつとして、**長期的な資産形成を無理なく進められる**、という点が挙げられるでしょう。

レジデンシャル投資で収益物件を購入すると、その物件から発生する月々の家賃収入と、毎月のローン返済額がそれぞれ相殺されます。そのため、前にも説明したように実質的な負担は非常に小さいか、あるいは頭金を入れるなどして逆にプラスにすることさえできます。

そしてこうした状態をいったんつくれると、**購入者は収益物件を持っていることさえ、あまり意識しなくなる**のです。管理などの業務もプロの業者に外注・委託していますから、物件の保有者がしなければならないことも特にありません。

私のお客さまのなかには、毎月の通帳記入のときに、「あ、そういえば俺は、『大家さん』だったんだ、と思い出す」とおっしゃる方さえいらっしゃいます。手厚い保障は手にできていても、実際の月々の資産の増減は少ないので、ほとんど気にならないのです。

この状態で、万一がんにかかってしまっても、ここまでに解説してきたような万全の態勢で治療に専念できますし、その時点でローンの返済が肩代わりされ、収益物件を完全に自分のものにできます。

そして、幸いにしてがんにかからずに健康に暮らせたとしても、それまでの時間や支払いは決して無駄になりません。

あまり意識せずに物件を持っているあいだにも、月々の家賃収入がローンの残債を順次返済していってくれます。時間が経てば経つほど返済が進み、本当の意味で、収益物件を自分のものにできるのです。

ローンの返済期間が35年で、30歳の時点で物件購入をしたとしたら、65歳で定年退職する時点で収益物件のローンがなくなり、月々の家賃収入をすべて手にできるようになります。低下した年収を補てんしたり、年金支給までのつなぎにしたりするには、ちょうどよい収入源です。

がん団信を使ったレジデンシャル投資は、決して「掛け捨て」ではありません。時間を味方にして、無理のない資産形成ができる賢い投資なのです。

2 いわゆる「豊かな老後」を送りたければ、ズバリ2部屋から

毎月13万円近く足りない

最近では、**年金だけでは老後の生活費が賄えない**ことを、政府自らが認めざるを得ない状況になっています。

その不足額については、「2000万円だ」「いや、3000万円だ」などとさまざまな数字がとり沙汰されていますが、実際のところどれだけ必要になるかは、私たちそれぞれが何歳まで生きるかわからない以上、ハッキリしたことは述べられません。

しかし、平均的に月々どれくらいの額が現状で不足しているかは、ある程度、既存のデータから読みとれます。

たとえば、高齢の夫婦2人が「最低限の生活」を送るのに必要な金額は、総務省が

行っている「家計調査報告」によれば月額およそ26・5万円です（平成30年度調査）。

同様に、ある程度ゆとりのある「豊かな老後」を送るのに必要な金額は、公益財団法人・生命保険文化センターの「生活保障に関する調査」によれば、月額およそ34・9万円とされます（平成28年度調査）。

一方で、公的な年金でどの程度の収入を得られるかというと、政府が提示しているモデル世帯で月額22・1万円です（厚生労働省「平成31年度の年金額改定について」2019・1）。この「モデル世帯」は、かなり優遇された条件での想定になっていますから、実際には「もらえる年金の最大額」だと考えるべきものです。しかしここでは、とりあえずこの金額で考えてみましょう。

左の図に示したように、支出と収入の差を確認すると、**「最低限の生活」を送るのにさえ、年金だけでは毎月4・4万円足りません**。**「豊かな老後」を送りたいのであれば、年金だけでは毎月12・8万円も足りない**のです。

しかも人生100年時代の現在、私たちの4人に1人は100歳まで生きると予想されています。**これだけの生活費の不足が、35〜40年にわたって続く可能性がかなりある**のです。

図 37　老後の生活費は、年金だけではとても足りない！

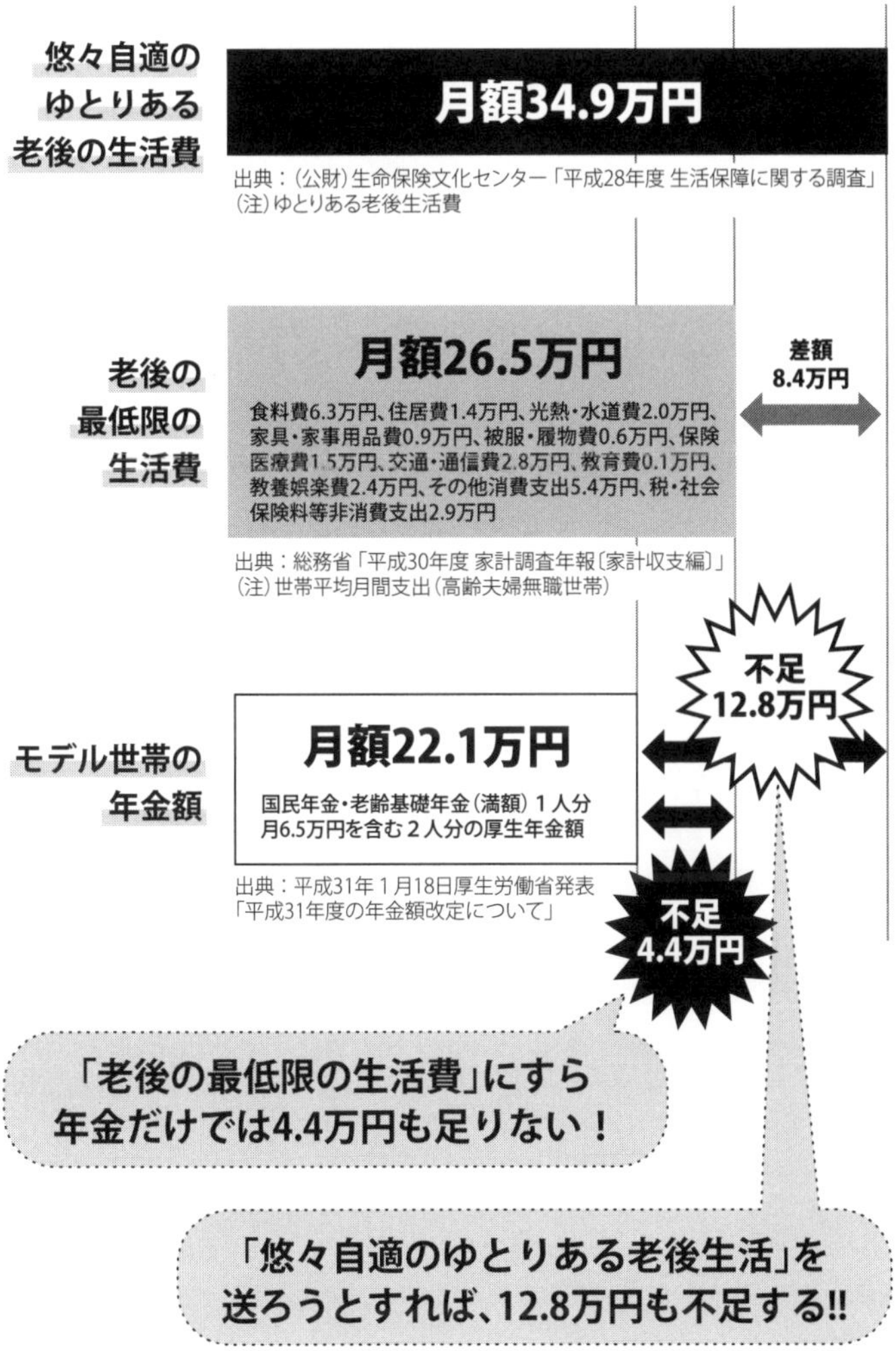

出典：（公財）生命保険文化センター「平成28年度 生活保障に関する調査」
（注）ゆとりある老後生活費

出典：総務省「平成30年度 家計調査年報〔家計収支編〕」
（注）世帯平均月間支出（高齢夫婦無職世帯）

出典：平成31年１月18日厚生労働省発表
「平成31年度の年金額改定について」

安心できる豊かな老後を送りたいのであれば、私たちは自助努力でこうした生活費の不足に備えなければなりません！

ハイリスクな投資をいきなりはじめるのはとっても危険

とはいえ、金利がゼロ近辺に張りついている状況が長期化し、日本経済の本格的なデフレ脱却もほど遠い現在、**定期預金などの貯蓄だけで老後資金を用意することは絶対にできません**。

また、株式投資やＦＸ、仮想通貨（暗号資産）などのハイリスク・ハイリターンな投資で老後資金を貯めようとしても、これまで投資の経験を積んでこなかった素人は、むしろプロの投資家たちにカモにされてしまい、下手をすればいま手元にある資産さえ失いかねない危険があります。

リスクとリターンの量がちょうどよい、**ミドルリスク・ミドルリターンな投資先**が必要なのですが、実は不動産への投資こそが、まさにその「ミドルリスク・ミドルリターン」な投資なのです。

不動産は資産価値の増減がゆっくりで、かつ実物資産ですから、長期間安定的に収益を生み続けてくれます。老後資金の対策としては、まさにジャストフィットの投資先といえます。

1戸で最低限の生活、2戸で豊かな生活

さて、もしみなさんが「豊かで安心できる老後」を送りたいのであれば、不動産への投資によって、不足している月々12・8万円を手当てできれば、それでいいわけです。「最低限の生活」でもよければ、月々4・4万円です。

本書で推奨している東京圏のワンルームマンションであれば、ローンの返済がない状態で、月々の家賃から管理費や修繕積立金などを差し引いた**手どり分として、おおよそ毎月7万円は確保できます**。多少築年数が経っていたとしても、東京圏の賃貸物件であればむしろ立地のほうが重要なので、これくらいの手どり額は十分確保できるでしょう。

ということは、**「最低限の生活」でもよければマンションを1戸、「豊かで安心できる老後」を送りたいのであれば、ずばりマンションを2戸**購入すれば、年金だけでは不足する老後資金をばっちり確保できる、という計算になります。

しかも、**ローンを完済するまでのあいだは、がんに対する手厚い保障をずっと受け続けながら**——です。

物件を2戸購入する場合に、月々の支出額がどれくらいになるかも確認しておきましょう。

左の図は、実際に私の会社で最近販売した2430万円の物件を、頭金なしで返済期間35年、金利1・95%のローンを組んで2戸購入する場合での試算です。

1戸あたりの家賃収入は毎月8万4000円、ローン返済額が毎月7万9874円、家賃保証料や管理費、修繕積立金などが合計1万5120円で、月々の収支はマイナス1万994円です。2戸ですから、2倍で**月々2万1988円**。

毎月これだけの支出で、十分にワンルームマンション2戸を保有できます。もちろんがん団信にも入れますから、がんに対する保障も得ることができ、さらに老後資金への対策も万全となります。

図 38　マンションン投資の収支モデル⑤

以下の条件で試算：

・物件価格：2,430万円×２戸

・ローン支払い年数：どちらも35年、金利：どちらも1.95％

・家賃収入：どちらも8.4万円

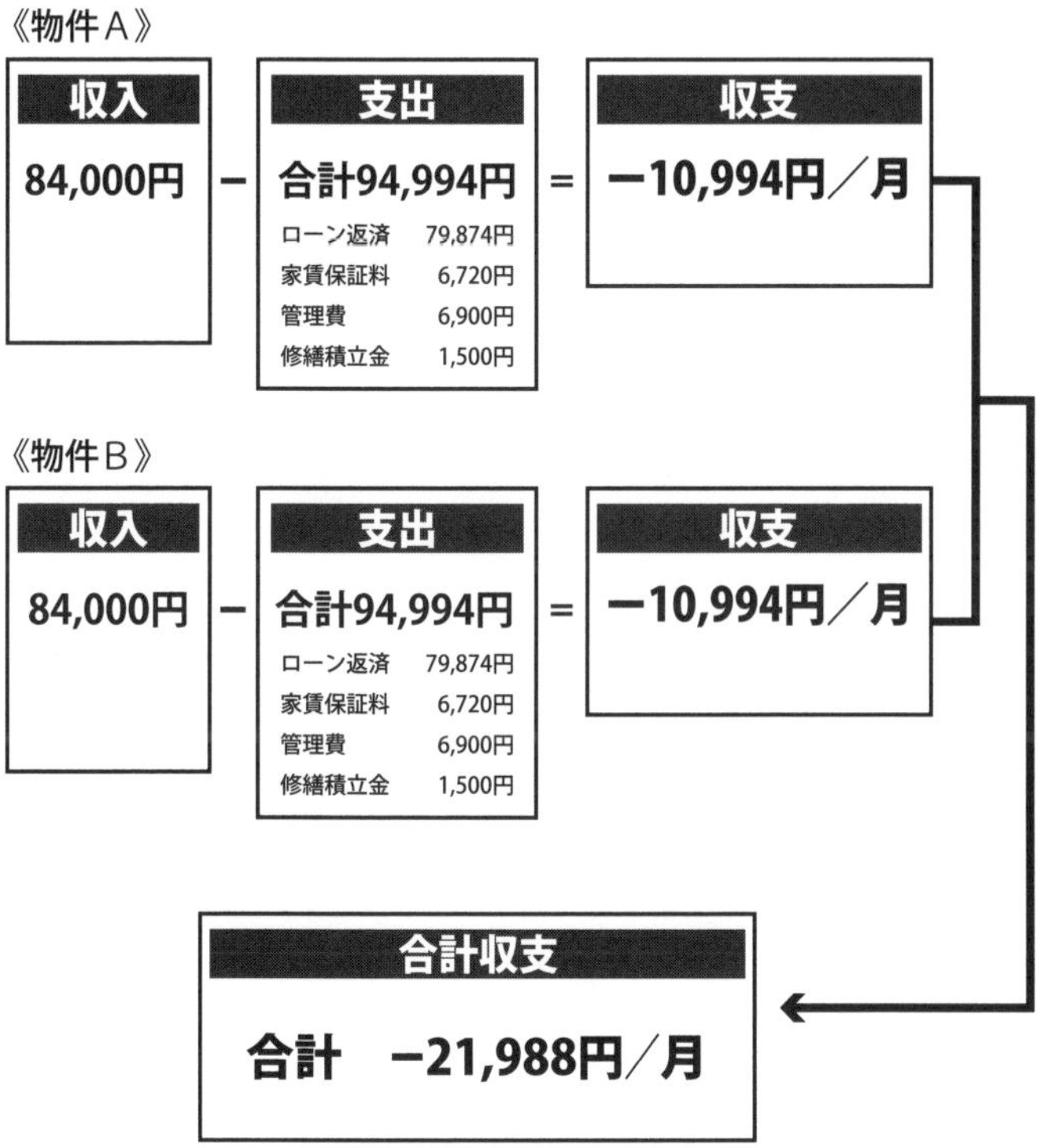

※固定資産税などの租税公課、物価変動、購入時の諸経費は加味していません
※ローンの返済額は変動させないものとして計算しています

多少の工夫でプラスにできる

ちなみにこの場合の収支は、頭金を入れるか、借入期間を延ばすかすればよりプラス側に調整することも可能です。

たとえば、**まったく同じ想定で借入期間を45年に延ばすだけ**でも、1戸あたりの月々のローン返済額を6万7629円にまで圧縮でき、毎月の収支を1戸あたりプラス約1250円という状態にまで変更できます。**2戸でおよそ2500円のプラス**です（左図参照）。

実質的な負担がないどころか、ごく少額とはいえ毎月の収入、いわば「お小遣い」をもらいながら、さらにがんへの保障と老後資金への対策も万全にできるという「離れ業」を実現できています。

しかも、がん団信の効果はローンが完済されると消えてしまいますから、**借入期間を延ばすことには、がん団信の保障期間を延ばすという効果も見込めます**。

ただし、最近では金融機関側の融資姿勢が多少悪化してきていますから、購入者の信用状況によっては、ローンを組む条件として、金融機関側からいくらかの頭金を入

図 39　マンション投資の収支モデル⑥

以下の条件で試算：
・物件価格：2,430万円×２戸
・ローン支払い年数：どちらも45年、金利：どちらも1.95%
・家賃収入：どちらも8.4万円

《物件Ａ》

収入		支出		収支
84,000円	－	合計82,749円	＝	＋1,251円／月
		ローン返済　67,629円		
		家賃保証料　6,720円		
		管理費　6,900円		
		修繕積立金　1,500円		

《物件Ｂ》

収入		支出		収支
84,000円	－	合計82,749円	＝	＋1,251円／月
		ローン返済　67,629円		
		家賃保証料　6,720円		
		管理費　6,900円		
		修繕積立金　1,500円		

合計収支

合計　＋2,502円／月

※固定資産税などの租税公課、物価変動、購入時の諸経費は加味していません
※ローンの返済額は変動させないものとして計算しています

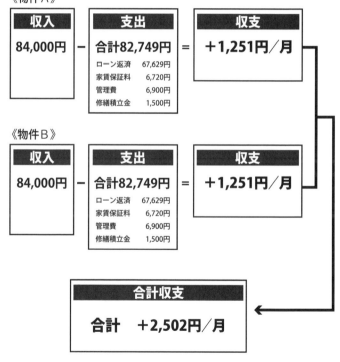

れることを要求される場合もあります。

この場合、購入時に多少の負担がかかることになりますが、**その分、金利を下げられることもある**、というメリットを受けられます。ちなみに私の会社のお客さまでも、定期預金として寝かせているよりはと、いくらかの頭金を入れる選択をし、それによって借入時の金利を下げる選択をする方のほうが多数派を占めています。

いずれにせよ、**それほど大きな負担をすることなく、がんへの保障と老後資金の不足への備えを同時にする**ことは、決して不可能ではないのです。

レジデンシャル投資であれば、むしろ呆気《あっけ》にとられるほど簡単に、この二兎を追うことができると私は断言します。

3 相続においても賃貸用不動産は有利になっている

相続税の課税対象になる可能性は少なくない

レジデンシャル投資によって収益物件に投資するメリットとしては、ほかにも**遺産の相続時に、現金などに比べて節税効果が高い**というメリットを挙げられます。

みなさんが亡くなったとき、一定以上の相続財産があれば**相続税**がかかります。

このとき、相続税のかからない範囲のことを「基礎控除額」といい、原則として3000万円＋600万円×法定相続人の数という計算式で決まります。たとえば法定相続人が配偶者と子ども2人で3人なのであれば、3000万円＋600万円×3＝4800万円が基礎控除額です。

この際に、計算対象となる「相続財産」には、現金や預金はもちろん、株式などの金融資産、土地や建物などの不動産、美術品や車などの動産、各種の権利などの無形資産などまで幅広く含まれます。そのため、**実はちょっとした資産を持っている人なら、多くのケースで当てはまってしまう**ことをまず認識しておきましょう。

現預金などと比べれば評価額が半分以下に

そして、相続時に行われる相続財産の計算の際、ワンルームマンションなどの**「人に貸している不動産」は、非常に優遇されている**という特長があるのです。

収益物件では、そこに入居者が住んでいることが一般的です。日本の法律では、入居者は基本的に弱い立場の存在とされており、手厚い保護の規定がいくつも設けられています。

これを物件の所有者側の視点から見ると、「人に貸している不動産」は確かに自分の資産ではあるものの、必ずしも自分の自由にはできない、使用に制限のかかった状態の資産ということになります。

相続税を計算するときのルールでは、こうした事情が考慮され、**他人に貸している**

不動産については大幅に評価額が引き下げられます。

実際にどれくらい評価額が引き下げられるかは、細かい規定がたくさんあるのでケース・バイ・ケースですが、現金や株などの金融資産の評価額と比べると、**おおよそ4～7割程度の評価額にまで抑えられることが多い**とされています。

現預金をたくさん持ったまま亡くなると、相続の段階で税金として一部を国に召し上げられてしまいます。しかし、仮にその現金をレジデンシャル投資でワンルームマンションに変えていれば、評価額の違いから相続税がかからないか、かかってもその金額を大きく圧縮できます。

これはあくまで副次的なメリットなのですが、ある程度、豊富な資産を持っている方では、こうした節税効果を主目的として、レジデンシャル投資をはじめる方がいらっしゃるのも事実です。

巻末付録

レジデンシャル投資とがん団信　Q&A

Q1 レジデンシャル投資のメリットはよくわかりましたが、この投資にはリスクはないのですか？

A1

すべての投資にはリスクがありますので、がん団信のついたレジデンシャル投資にも、リスクは存在しています。

主なリスク要因を列挙すると、次のようになるでしょう。

①空室リスク
②家賃下落リスク

③入居者リスク（家賃滞納、トラブルなど）
④老朽化リスク
⑤金利上昇リスク
⑥災害リスク
⑦業者関連リスク
⑧流動性リスク　など

このうち、**特に注意すべきなのは①の空室リスク**です（ちなみに②の家賃下落リスクは、空室が多いから家賃を下げざるを得なくなる、という性質のリスクなので、①の空室リスクと一体のものと考えてかまわないでしょう）。

せっかく収益物件を保有していても、その物件に入居者がついていなければ、原則として家賃収入は発生しません。

家賃収入が発生しなければ、ローンの返済や管理費、修繕積立金などとの相殺ができなくなりますから、空室になっているあいだは所有者の持ち出しが毎月発生してしまいます。

空室のダメージは、このように非常に大きなものであるため、**空室期間をできるだけ短くし、高い入居率を維持する**ことがレジデンシャル投資では非常に重要です。

ただし、空室リスクにはきちんと対応策がありますから、過度に心配する必要はありません。

ひとつには、**そもそも空室になりにくい物件を購入する**ことが大前提です。

そうした物件をどのように選べばいいのかも悩まなくて大丈夫。すでに述べたように、投資先に東京圏の新築・築浅中古のワンルームマンションを選ぶことが、そのまま空室になりにくい物件を選ぶことになっています。

さらに、物件への「入居者づけ」をしっかり行える実力を持った、**腕のよい管理会社と契約する**ことも、空室リスクへの抜本的な対策となります。

マンションの管理業務には、建物の管理と入居者の管理のふたつがあるのですが、このうち後者の「賃貸管理」については、依頼する会社の力量によって入居率に大きな差が出てきます。

最低でも90％以上の入居率を維持しているような業者を選ぶことで、この部分での対策はできるでしょう。

また、**「家賃保証」や「サブリース」などと呼ばれる契約を管理会社と結ぶ**ことも、空室への対策のひとつとなります。

ワンルームマンションの主な入居者は若い人たちですから、年度の変わり目などに一定の割合で退去者が出て、短いながらも空室期間が生じることは避けられません。家賃保証やサブリースの契約を管理会社と結んでいれば、こうした空室期間でも家賃収入を管理会社が保証してくれます。

こうした対抗策がすでに確立されているため、レジデンシャル投資では過度に空室リスクを心配する必要はありません。

そして、空室リスクに対してさえしっかり対応していれば、その他のリスクにもおおよそ同時に対応できます。最重要なのはとにかく空室リスクですから、油断は禁物とはいえ、その他のリスクについてはそれほど意識しなくても大丈夫でしょう。

Q2 「かぼちゃの馬車」のように破綻する危険性はありませんか？

A2

先ほどの空室リスクへの対抗策のひとつが、優秀な管理会社を選ぶことであったように、不動産への投資においては**信用できる投資のパートナーを選ぶ**ことが、非常に重要になります。

質問にある「かぼちゃの馬車」とは、スマートデイズという会社が展開していた女性専用シェアハウスのブランド名です。同社は、副収入を得ようとする会社員などの個人投資家を対象に、この「かぼちゃの馬車」の建設、およびその後の賃貸管理などまで一括で請け負っていました。しかし、物件の建設費を相場より割高に設定していたほか、建築会社から顧客の紹介料をキックバックとして受けとる、金融機関に提出する資料を改ざんするなど、ずさんな経営をしていました。

さらには肝心のシェアハウスの入居率が思うように上がらなかったことから、自転車操業に陥り、ついに２０１８年に破綻してしまったのです。結果として、多くの個人投資家が莫大な負債を抱えることになり、なかには離婚や自己破産せざるを得なくなった人もいたと報道されています。

投資のパートナーとして不適切な業者を選んでしまうと、致命的な失敗の要因にもなりうることを示す格好の事例でしょう。

レジデンシャル投資のような不動産への投資では、投資する側は不動産業界のビジネス慣習には不慣れなことが多いものです。そのため、結局は**仲介や管理をしてくれる投資パートナーに、信頼できる会社を選べるかどうかが、投資の成否を分ける決定的な要因となります**。

では、どうやってそうした信頼できる業者を選べばいいのかというと、ひとつには、**「信用スコア」を参考にする方法**が考えられます。

帝国データバンクなどの信用調査会社は、さまざまな企業に一定の基準で点数をつけています。よい信用スコアを獲得した企業は、積極的にその点数を公表していることが多いので、それを参考にして選べば、客観的に企業を評価できるでしょう。

帝国データバンクの信用スコアを公表していない企業の場合には、有料ではありますが数千円程度の少額でスコアを確認できるウェブ上のサービスもあります。

あるいは、**投資対象にしている物件の種類で選ぶ方法**もあります。

本書で推奨しているレジデンシャル投資では、がんに対する保障を主目的としていますから、安定性や安全性を重視して、東京圏の新築か築浅中古のワンルームマンションだけに投資対象を限定しています。

そこで、これ以外の地方のアパート物件などへの投資を勧める会社や、価格変動や家賃下落のペースが速くなりがちな中古物件への投資を勧める会社を避けるのも、ひとつの選択法になるはずです。

このほか、前述した空室リスクを避けるために、**一定以上の入居率を維持している会社を選ぶ**ことも重要です。

そして最終的には、人対人で判断し、**信用できる担当者がいて、組織としても健全に感じられる企業を選ぶ**ことです。

Q3 いくら比較的安全とはいえ、大きな金額の借金を背負うのは不安なのですが？

A3

がん団信に加入するためのレジデンシャル投資は、継続的な収益や保障をもたらしてくれる「**前向きな投資**」です。そのために組むローンも、「**前向きな借金**」です。

こうした前向きな借金は、浪費やギャンブルのために行う「後ろ向きな借金」とは区別すべきだと私は考えています。

たとえばどんな大企業でも、事業を行う際には原則として金融機関から借金をして、その費用を賄います。すべてを自己資金で賄おうとすれば、借金をして事業をする場合に比べて、利益を手にするまでの時間が大幅に延びてしまうからです。

利益をきちんと手にできる目算が立っているのであれば、返済は問題なく行えますから、自分の信用の量に比べて過剰な金額でないなら、「前向きな借金」を怖がったり不安視したりする必要はないのです。

自宅の購入のために利用する住宅ローンや、自家用車を購入する際のマイカーローンは、借金額以上の収益やメリットを生んでくれるわけではありません。そのため、実はこれらのほうが、より「後ろ向きな借金」だといえます。

こうした後ろ向きな借金をするのは怖くないのに、レジデンシャル投資で前向きな借金をするのは怖いというのは、個人的には少しおかしな話に感じます。

ローンが組めるということは、金融機関はその人に、十分に返済するだけの能力があると判断している、ということでもあるのですから、必要以上に借金を恐れず、賢明な判断をしてほしいと願っています。

Q4 がん団信には、誰でも加入できるのですか？

A4

前述したように、がん団信に加入するには不動産投資ローンを組む必要があります。そのためこの質問への答えは、どんな人ならば不動産投資ローンを組めるのか、という質問への答えと同じものになります。

不動産投資ローンを組むには、最低限の「属性」が必要です。属性とは、その人が持っている職業や勤続年数、資産額、年齢、健康状態などの性質を、金融機関側の目線で見たときの用語です。

では、どんな人が高い「属性」を得られるのか？——実は、それほど条件が厳しいわけではありません。

たとえば金融機関が特に注目するのは、**定職に就いているかどうか**です。金融機関は、毎月一定の給料を得て、長期間にわたって確実にローンを返済してくれる人を高く評価します。おそらくは、その場合にこそ金融機関側が得る利益がもっとも大きくなるのでしょう。

そのため、**年収500万円以上のごく普通のサラリーマンやOL、あるいは公務員の方**の属性は高くなりやすいようです。ローンも組みやすく、がん団信にも入りやすいでしょう（ただし、がん団信に加入できるのは50歳以下の人のみになります）。

一方で、サラリーマンやOLよりも高収入の場合が少なくない経営者や、収入が不安定な個人事業主などは、たとえ年収が高くても金融機関からの評価は意外なほど低いことが多く、属性としては悪い評価になってしまうことが少なくありません。

ただし、大きな資産を持っていればその分、借金も返済しやすいですから、この場合には資産の面からの評価で属性が高まることもあります。

ほかには、たとえば年齢の面からいえば、より返済期間を長くとれる**若い人のほうが、一般的には属性が高くなります**。

年齢が高くなれば、設定できる返済期間はどうしても短くなるため、ある程度の頭金や資産額などが求められるようになるでしょう。

そして、**何よりも重要なのは健康状態**です。

ちょっとした病気であれば問題はありませんが、がんは別としても深刻な持病を抱えてしまうと、不動産投資ローンを組むことはなかなか難しくなります。

たとえば糖尿病や脂質代謝異常症などの生活習慣病、あるいはうつ病などのメンタル面の疾病を抱えてしまうと、がん団信に入る際のハードルは一気に上がってしまいます。

もし、みなさんがいま「健康」という何より得難い資産を手にしているのであれば、もっともよい条件で投資ができ、確実な保障を手に入れられる健康なうちに、レジデンシャル投資を実行する決断をぜひしてほしいと思います。

Q5 私には持病があるのですが、もう、がん団信を使ったレジデンシャル投資はできないということですか？

A5

持病の種類や程度にもよりますが、たとえ持病を抱えていてもがん団信に加入できるケースはあります。**一部のがん団信の商品には、一定の生活習慣病があっても加入できる**ため、これらの商品を使ってレジデンシャル投資を行える場合があるのです。

また、一般的に初期の高血圧症くらいなら、加入時にも問題視されないことが多いようです。

ただし、こうした持病があると、がん団信へ加入する際の条件が悪くなってしまうこともあるため、実際に加入する前には、しっかりと損得について検証することが必要となるでしょう。

また、**もしがん団信には加入できない場合でも、資産があるならば不動産投資ローンを組まずに、現金で収益物件を購入することはいつでもできます**。

この場合、残念ながらがんに対する保障は得られませんが、老後の生活費不足のリスクや、大黒柱に万が一のことが起こった場合に生じる遺族の生活費不足のリスクについては、十分にカバーすることが可能です。

特に比較的高齢になってからレジデンシャル投資を検討する方では、どうしても持病を抱えている方の割合が増えてしまうので、現金での一括購入という選択をする方も多くいらっしゃいます。

Q6

今後、マイホームを買うことも検討しているのですが、レジデンシャル投資を先にしていると、銀行から住宅ローンを借りられなくなるのではないですか？

A6

結論からいえば、そんなことはありません。

実際に住宅ローンを借りられるかどうかは、個々の金融機関の判断になりますので、物件の資産価値や収益性は重視されず、むしろレジデンシャル投資をしていることでその人の「信用」を使い切っているという判断をされて、融資を断られる可能性はゼロではないでしょう。融資審査は各金融機関の内部での話になるので、外部からなかなか詳細を把握できない、という事情も不安感を掻《か》き立てます。

ただ、現実を見れば、**実際に若いうちからレジデンシャル投資をしている私のお客さまの多くは、問題なく住宅ローンを組んでマイホームを購入なさっています。**なかには、住宅金融支援機構提携のフラット35を利用している方もいらっしゃいます。

もしかしたら、お客さまのなかには、個々の金融機関で融資を断られたようなケースがあったのかもしれません。しかし、私は現在までこのビジネスを20年近く続けていますが、住宅ローンを組んでくれる金融機関がまったく見つからなくて困った、という相談をお客さまから持ち込まれたことは一度もありません。

こうした現状を鑑《かんが》みれば、**レジデンシャル投資をしているからといって、マイホーム購入時に住宅ローンが組めなくなるなどということはない**、と十分にいえるのではないでしょうか。

そもそも、マイホーム購入前の若いうちからレジデンシャル投資をはじめていると、がん団信によって手厚い保障を得られるので、一般の生命保険などを解約できるケースが増えます。

あるいは完全な解約まではしなくとも、一般の生命保険による保障は限定的にするなどして、毎月の保険料の支払いはかなり低く抑えている、という方がほとんどです。

場合によっては、むしろプラス収支でちょっとした「お小遣い」をもらいながら、手厚い保障を手にできているケースさえあります。

これに加えて老後の生活費不足などのリスクにもしっかり対応できる目処がつくため、月々の収入から、老後のための資金を区別して貯めておく必要性も薄くなります。

これらの結果として、**レジデンシャル投資をしている人では、早い段階から手元の資産が増えやすい傾向があります**。**資産形成のスピードが速い**のです。

マイホームがほしくなって住宅ローンを組む際には、そうして増えた資金を頭金として利用できるので、金融機関としては、むしろ貸しやすい人になるのではないでしょうか？

また、お客さまの属性によるところはありますが、私の会社でも特に年齢の若い方に対しては、レジデンシャル投資の検討の際にマイホーム購入の予定などをあらかじめお聞きし、予定がある場合にはその部分も考慮に入れて、無理のない形で融資を受けていただくよう注意しています。

信頼できる投資のパートナーを選んでいれば、事前にこうしたアドバイスも受けられるので、それほど心配する必要はありません。

がん団信やレジデンシャル投資のメリットは、**若いうちからはじめることで最大化**します。返済期間を長くとれることで、月々のローン返済額を少なくできますし、収支のプラスも出しやすくなります。健康状態の問題も、若いうちであればまずないでしょう。

この手法は、若い人にこそ強くお勧めしたいものですから、マイホーム購入についての不安も払拭し、ぜひとも、賢明な決断をしてほしいと願っています。

〈著者略歴〉　**山越 尚昭**（やまこし・なおあき）

Life & Style 株式会社 代表取締役

1972年生まれ、埼玉県出身。

不動産業界でさまざまな業務を経験したのち、2001年に独立してLife & Style株式会社を設立。

不動産投資のプラットフォームサイト「マンション経営大学」をベースに、テレビ放送、無料セミナー、書籍、新聞広告、電車広告などさまざまなメディアを通じ、新しいスタイルのマンション投資とライフプラン構築の手法を提案し続けている。

同社では、不動産業界で一般的な電話営業や訪問営業を行わない「反響営業」にこだわっており、その姿勢が投資家から幅広い支持を得ている。

また、自社ブランドマンション「スパシエ」シリーズは、デザイン性やクオリティー、安全性等にとことんこだわり、98%もの入居率を誇る。

著書に、『安心老後をつくるマンション投資の教科書』『マンション投資で「負け犬老後」にオサラバする！』『人生100年時代のマンション投資の教科書』（いずれも小社）などがある。

▶ マンション経営大学
https://mansionkeiei.jp/　マンション経営大学　検索

▶ Life & Style 株式会社
〒113-0033　東京都文京区本郷1-24-1　ユニゾ本郷一丁目ビル8F
フリーダイヤル：0120-818-998
ホームページ：https://www.lf-style.jp/

本書は読者が投資を検討・実行する際の参考情報を提供する目的で作成されています。本書を参考にして実際に各種投資を行った結果、いかなる損害・損失が生じた場合でも、著者・出版社・その他関係者は一切の責任を負いませんので、あらかじめご了承ください。

本文中に登場する企業名、商品名、サービス名などは、一般に商標として登録されています。ただし、本書では煩雑になるのを避けるため™、®表記などは省略しています。

制作に当たっては万全の注意を払っておりますが、万一本書の内容に関する訂正がある場合は、発行元ホームページ（www.subarusya.jp）の「訂正情報」コーナーで、訂正箇所を公表いたします。

扉イラスト……©KEIKO NAGANO/amanaimages
建物イラスト……ZET ART / PIXTA (ピクスタ)

がんは、万が一じゃなく2分の1
がんに負けない生活設計の教科書

2019年　10月　13日　第1刷発行

著　　者――山越 尚昭
発 行 者――徳留 慶太郎
発 行 所――株式会社すばる舎
〒170-0013　東京都豊島区東池袋3-9-7 東池袋織本ビル
TEL　03-3981-8651（代表）　03-3981-0767（営業部）
振替　00140-7-116563
URL　http://www.subarusya.jp/
装　　丁――菊池 祐（ライラック）
印　　刷――株式会社シナノ

落丁・乱丁本はお取り替えいたします

ISBN978-4-7991-0845-1

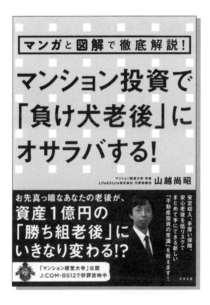